Annabel Broome /
Helen Jellicoe

# Mit dem Schmerz leben
## Anleitung zur Selbsthilfe

2. Auflage, mit überarbeitetem
und erweitertem Adressenteil

Aus dem Englischen übersetzt
von Irmela Erckenbrecht

Verlag Hans Huber
Bern · Göttingen · Toronto · Seattle

Die englische Originalausgabe dieses Buches ist unter dem Titel "Living with your pain"
1987 beim Verlag der British Psychological Society (in association with Methuen),
Leicester (UK) erschienen.
© Annabel Broome and Helen Jellicoe 1987

Die Deutsche Bibliothek – CIP-Einheitsaufnahme

**Broome, Annabel:**
Mit dem Schmerz leben : Anleitung zur Selbsthilfe / Annabel
Broome/Helen Jellicoe. Aus dem Engl. übers. von Irmela
Erckenbrecht. – 2. Aufl., mit überarb. und erw. Adressenteil. –
Bern ; Göttingen ; Toronto ; Seattle : Huber, 1999
    Einheitssacht.: Living with your pain <dt.>
  ISBN 3-456-83375-X

1. Nachdruck 2002 der 2. Auflage 1999
© 1989/1999 by Verlag Hans Huber, Bern

Anregungen und Zuschriften bitte an:
Verlag Hans Huber
Länggass-Strasse 76
CH-3000 Bern 9
Tel.: 0041 (0) 31 300 45 00
Fax: 0041 (0) 31 300 45 93
E-Mail: verlag@hanshuber.com
Internet: http://verlag.hanshuber.com

Lektorat: Dr. Peter Stchlin
Herstellung: Peter E. Wüthrich
Umschlag: Atelier Mühlberg, Basel
Druck und buchbinderische Verarbeitung: Hubert & Co., Göttingen
Printed in Germany

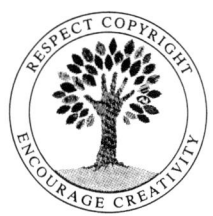

Nachdruck 2002 der zweiten Auflage 1999
© 1989/1999 Verlag Hans Huber, Bern
Druck: Hubert & Co., Göttingen
Printed in Germany

# Inhaltsverzeichnis

# Über dieses Buch

Die in diesem Buch beschriebenen Menschen haben gelernt, sich trotz ihres Schmerzes die Lebensfreude zu erhalten. Auch Sie können dies lernen. Ganz egal, ob Ihr Schmerz von einer alten Verletzung, einer Entzündung wie der Gürtelrose, Arthritis, „allgemeinen Verschleißerscheinungen" oder einer schlecht verheilten Narbe herrührt — das hier beschriebene Selbsthilfe-Programm wird Ihnen helfen, Ihren Schmerz zu verstehen und besser damit fertig zu werden.

Sicherlich werden Sie bereits eigene Methoden entwickelt haben, um mit Ihrem Schmerz zurechtzukommen. Wir gehen daher von dem Grundsatz aus, daß Sie in allen Fragen, die Ihren Schmerz betreffen, die fachkundigste Person sind. Dieses Buch baut auf Ihrer Sachkenntnis auf.

Es geht von den Fragen aus, die von Schmerzpatienten immer wieder gestellt werden, und beschreibt die Lösungen, die sie selbst als nützlich empfinden. Diese Lösungen — ergänzt durch eine Fülle von Forschungsergebnissen über verschiedene Methoden der Selbsthilfe — bilden die Grundlage unseres Programmes.

## Wer wir sind

Als klinische Psychologinnen beschäftigen wir uns beide seit Jahren mit Schmerzpatienten. Annabel Broome hat über das Thema Schmerz geforscht, geschrieben und auf internationaler Ebene Vorträge gehalten; heute berät sie sowohl Schmerzpatienten als auch diejenigen, die Schmerzpatienten betreuen. Helen Jellicoe arbeitet intensiv mit den verschiedensten medizinischen Fachkräften zusammen und wirbt für ein besseres Verständnis der Schmerzpatienten und einen besseren Umgang mit ihnen. Wir haben Schmerzpatienten unter den unterschiedlichsten Umständen kennengelernt: zu Hause, in Tageskliniken, in speziellen Schmerzkliniken und allgemeinen Krankenhäusern. Ihre Probleme waren ebenso unterschiedlich wie die Behandlungen, denen sie sich unterziehen mußten. Eines war jedoch allen gemeinsam: Die wirksamsten Veränderungen traten ein, wenn die Betroffenen begannen, ihre Probleme selbst in die Hand zu nehmen.

# Für wen wir dieses Buch geschrieben haben

Dieses Buch ist ein praktischer Ratgeber, der Sie vier Wochen lang durch ein spezielles Selbsthilfe-Programm begleiten soll. Es wurde für Menschen geschrieben, die auch nach erschöpfender medizinischer Diagnose und Behandlung noch immer unter Schmerzen leiden. Unglücklicherweise sind nicht alle Schmerzzustände heilbar, und es kommt oft genug vor, daß Menschen mit ihrem Schmerz alleingelassen werden. Schmerztabletten können die Beschwerden zeitweilig unterdrücken, doch bei vielen greifen sie nicht, und für einige ist die Vorstellung, ihr ganzes Leben lang Tabletten einnehmen zu müssen, unakzeptabel.

Auch Sie gehören vielleicht zu der Gruppe von Menschen, die von ihrem Schmerz nicht geheilt werden können und nun allein damit zurechtkommen müssen. Oder zweifeln Sie noch und glauben, Ihr Arzt könnte vielleicht doch noch etwas für Sie tun? Wenn dies der Fall ist, suchen Sie Ihren Arzt auf und sprechen Sie mit ihm, ehe Sie mit unserem Programm beginnen! Denn es ist für Menschen gedacht, die akzeptiert haben, daß es in ihrem Fall keine Heilung gibt — Menschen, die wissen, daß sie lernen müssen, mit dem Schmerz zu leben.

# Den Schmerz akzeptieren

Wir wünschten, es gäbe stets eine einfache Möglichkeit, Ihnen den Schmerz ein für allemal zu nehmen. Sehr oft ist dies aber nicht der Fall. Unsere langjährige Arbeit mit Schmerzpatienten hat uns gezeigt, daß der erste wichtige Schritt in der Einsicht besteht, daß sich Ihr Problem nicht von selbst in Luft auflösen wird, Sie also das Beste daraus machen müssen. Der zweite Schritt besteht darin, den Schmerz zu verstehen. Dann können Sie Maßnahmen ergreifen, um ihn besser in den Griff zu bekommen.

Dieses Buch geht davon aus, daß Sie den ersten Schritt bereits getan haben. Unser Programm, das Sie — Stufe für Stufe — dazu befähigen wird, mit Ihrem Schmerz zu leben, sieht zusammengefaßt so aus:

— *Erste Woche:* Sie werden beobachten, wie sich Ihr Schmerz im Laufe des Tages verändert.

2

- *Zweite Woche:* Sie werden mit der Problemlösung beginnen; Sie werden ausprobieren, unter welchen Bedingungen sich der Schmerz verändert.

- *Dritte Woche:* Sie werden erfahren, wie Sie durch bewußte Entspannung den Schmerz lindern können, und zwar sowohl während bestimmter Übungszeiten als auch im Alltag.

- *Vierte Woche:* Sie werden die Wechselbeziehung zwischen Ihren täglichen Beschäftigungen und dem Schmerz beobachten; Sie werden Veränderungen ausprobieren und versuchen, regulierend einzugreifen. Diese Problemlösungen werden dann die Grundlage Ihrer Zukunftspläne bilden.

Unser Buch kann nicht alle Antworten geben, aber es wird Ihnen helfen, die richtigen Fragen zu stellen, so daß Sie Ihren eigenen Weg finden können, um Ihre Probleme zu meistern.

## Ihr Umgang mit Ärzten

Eines der Probleme, auf das wir von Schmerzpatienten am häufigsten angesprochen werden, ist ihre Unsicherheit im Umgang mit den behandelnden Ärzten. Da offenbar so viele Menschen in diesem Punkt Unterstützung brauchen, werden wir uns in Kapitel 6 ausführlich mit der Frage befassen, wie man von Ärzten die erforderlichen Informationen und Hilfestellungen bekommt. Dies ist auch deshalb so wichtig, weil Sie präzise medizinische Informationen brauchen, um realistische Veränderungen in Ihrem Leben in Angriff zu nehmen.

Das in diesem Buch beschriebene Selbsthilfe-Programm basiert auf gesicherten Forschungsergebnissen. In Kapitel 7 geben wir einen Überblick über den gegenwärtigen Wissensstand in der Psychologie des Schmerzes und beziehen dieses Wissen auf das in den Kapiteln 2 bis 5 entwickelte Programm.

Am Ende des Buches schließlich finden Sie eine Liste mit Adressen von Einrichtungen und Organisationen, die unter Umständen für Sie hilfreich sein könnten.

# 1. Wie empfinden Sie den eigenen Schmerz?

- Wem wollen Sie Glauben schenken?
- Wie wichtig sind andere Menschen?
- Ein tapferes Gesicht aufsetzen
- Warum noch weitermachen?
- Sie wissen am besten über sich Bescheid
- Sich selbst helfen

Unser Programm haben wir entwickelt, indem wir intensiv mit Schmerzpatienten an ihren Problemen gearbeitet haben.

Eines der größten Hindernisse, die es dabei stets zu überwinden galt, ist das Gefühl der Hilflosigkeit und der Frustration — die Überzeugung, an der eigenen Situation nichts mehr ändern zu können. Doch die bloße Tatsache, daß Sie dieses Buch aufgeschlagen haben, deutet darauf hin, daß Sie doch noch gewisse Verbesserungen für möglich halten. Das ist bereits der erste, positive Schritt.

Viele der Schmerzpatienten, die wir bei unserer Arbeit kennenlernen, fühlen sich passiv und hilflos. Es ist für sie äußerst schwierig, ihre Passivität aufzugeben und aktive Schritte zu unternehmen, die zu einem befriedigenderen Lebensstil führen könnten. Als Psychologinnen, die mit Schmerzpatienten arbeiten, sind wir immer stärker zu der Überzeugung gelangt, daß es letztendlich zuallererst auf den Willen des Einzelnen ankommt, mit dem Schmerz fertig zu werden.

Nun kann es durchaus sein, daß Sie das Problem der Hilflosigkeit gar nicht kennen. Dennoch haben Menschen, die nach Möglichkeiten suchen, mit ihrem Schmerz zurechtzukommen, vieles gemeinsam.

Um dies zu verdeutlichen, wollen wir einige der Patienten, die wir im Laufe der Jahre kennengelernt haben, etwas näher beschreiben — und vor allem die Dinge schildern, die sie uns gleich beim ersten Treffen erzählten. Sie können dann selbst beurteilen, ob diese Erfahrungen den Ihren ähneln.

## „Ist auch alles getan worden?"

*Sandra hat häufig Schmerzen im Rücken und in den Beinen. Sie hat versucht, ihren Freunden, ihren Verwandten und ihrem Arzt den Schmerz zu beschreiben, war sich jedoch nie ganz sicher, ob sie auch richtig verstanden wurde. Sie hatte Angst, daß die Informationen, die sie dem Arzt gegeben hatte, vielleicht nicht für eine präzise Diagnose ausreichten. Insgeheim befürchtete sie, es sei noch nicht alles getan worden, um der Ursache des Schmerzes auf die Spur zu kommen. Obgleich man ihr mehrmals gesagt hatte, daß ihr Rücken nur „Verschleißerscheinungen" zeige, fragte sie sich, ob es nicht doch noch einen anderen Grund für ihre starken Schmerzen geben könnte.*

*Bei der Kusine ihrer Freundin, die nur wenige Jahre älter war als sie, hatte man im Rückenmark Krebs entdeckt, und nun ertappte sich Sandra dabei, ihre eigenen Symptome mit denen der anderen jungen Frau zu vergleichen. Bei beiden hatte der Schmerz ähnlich angefangen und war nach der Geburt des zweiten Kindes allmählich stärker geworden; beiden hatte man anfangs versichert, es bestünde kein Grund zur Beunruhigung. Sandras heimliche Angst war es, ebenfalls an Krebs erkrankt zu sein.*

Natürlich ist jemand, der glaubt, daß seine Rückenschmerzen von einer Krebserkrankung herrühren, sehr viel ängstlicher als jemand, der seine Schmerzen „nur" mit einem unglücklichen Sturz in Verbindung bringt.

Sandras Befürchtungen machten sie also ängstlich und deprimiert, und ihr Leiden wurde dadurch nur verschlimmert.

Als Sandra zu uns kam, halfen wir ihr als erstes dabei, eine Liste von Fragen zu erstellen, die sie von ihren Ärzten beantwortet haben wollte. Denn erst als sie eine klare und realistische Vorstellung davon hatte, was ihr fehlte, konnte sie beginnen, in Ruhe Bilanz zu ziehen und realistische Zukunftspläne zu entwerfen.

Nachdem sie erst einmal beruhigt worden war und ein klareres Verständnis von ihrem Schmerz erlangt hatte, war sie auch in der Lage, diese Pläne umzusetzen.

## „Die Familie mußte fest zusammenhalten, aber wir würden alles für sie tun, damit sie nur wieder gesund wird."

*Als Elsie sich den Rücken verletzte, empfahlen ihr die Ärzte, sich zu schonen. Obgleich sie diesen Rat befolgte, hatte sie zwei Jahre später*

6

*immer noch Schmerzen. Ihre Familie verhielt sich vorbildlich: Die anderen Familienmitglieder übernahmen alle häuslichen Pflichten, damit Elsie sich ausruhen konnte. Außerdem fuhren sie mit ihr im ganzen Land umher und brachten sie zu verschiedenen Spezialisten, die ihren Rücken heilen sollten.*

*Elsie hoffte, eines Tages einen Arzt zu treffen, der die rettende Therapie aus dem Zylinder zauberte, damit endlich alles wieder so sein konnte wie früher.*

Als Elsie zu uns kam, war sie wütend über unsere Behauptung, sie könne lernen, besser mit ihrem Schmerz umzugehen. Wonach sie eigentlich suchte, war eine Art Wunderheilung. Obgleich die Ärzte ihr erklärten, daß ihr höchstwahrscheinlich nicht zu helfen sei, glaubte sie immer noch, daß der Schmerz verschwinden würde, sobald nur die richtige Technik gefunden sei.

Da bei Schmerzproblemen häufig ein Rest an Ungewißheit besteht, hoffen viele Schmerzpatienten auf die Existenz eines geheimnisvollen Heilverfahrens, das sie nur noch ausfindig zu machen bräuchten.

Elsie war auf der Suche nach einem solchen Heilverfahren, obgleich alles darauf hindeutete, daß aus medizinischer Sicht nichts mehr gegen ihren Schmerz unternommen werden konnte. In der Zwischenzeit hatten sie und ihre Familie einen Lebensstil angenommen, der sie zur Invalidin stempelte. Die ganze Familie mußte ihr Verhalten ändern, wenn Elsie eine Chance haben sollte, zu einem normalen Leben zurückzufinden. Denn ihre Angehörigen trugen mit ihrem Verhalten leider dazu bei, daß Elsie in Abhängigkeit verharrte. Sie konnte nur beginnen, ihr eigenes Leben in die Hand zu nehmen, wenn ihre Familie ihr die Gelegenheit und den nötigen Raum dafür ließ, ihre Unabhängigkeit wiederzugewinnen.

Als Elsie zum Beispiel versuchte, wieder selbst zu kochen, brauchte sie fast drei Stunden, nur um das Gemüse vorzubereiten. Natürlich wäre es sehr viel schneller gegangen, wenn jemand anders es getan hätte, doch es war wichtig für Elsie, sich wieder selbst etwas zuzutrauen und zu Kräften zu kommen.

Elsie mußte ihrer Familie also klarmachen, wie sehr ihr an dem Versuch gelegen war. Sie überzeugte ihre Angehörigen davon, daß es für sie besser war, ihr Durchhaltevermögen wiederzugewinnen und ihre Interessen neu zu entdecken, denn darin lag ihre Chance, zurück zur Normalität zu finden und ein Leben mit dem Schmerz zu beginnen.

Die Reaktion Ihrer wichtigsten Bezugspersonen kann also von großer Bedeutung sein. Doch die anderen können nur an Ihrem Verhalten erkennen, ob Sie Schmerzen haben oder schmerzfrei sind. Es gibt kein Thermometer, das anzeigt, wie groß der Schmerz ist, unter dem Sie leiden; es handelt sich um eine ganz persönliche Erfahrung, die sich nie vollständig vermitteln läßt. Nur daraus, welche Haltung Sie zum Beispiel beim Sitzen oder Gehen einnehmen oder ob sie Tabletten einnehmen oder sich hinlegen, können Ihre Mitmenschen schließen, daß Sie Schmerzen haben.

Sicherlich haben Sie die Erfahrung gemacht, daß einige Menschen sich besorgter und mitfühlender verhalten, wenn Sie offensichtlich unter Schmerzen leiden.

---

*Maria, eine junge Hausfrau, fand schnell heraus, daß ihr Ehemann, ein beruflich sehr eingespannter Manager, sich viel fürsorglicher um sie kümmerte und sich mehr Zeit für sie nahm, wenn sie unter starken Schmerzen litt.*

---

Die Versuchung, ab und zu ein wenig mehr als notwendig über ihre Schmerzen zu klagen und ihren Mann auf diese Weise an ihren bemitleidenswerten Zustand zu erinnern, war für Maria verständlicherweise ziemlich groß.

Wer unter Schmerzen leidet, muß daher sehr sorgfältig auf die Signale achten, die er nach außen gibt. Und er muß sich fragen, ob seine Bezugspersonen ihm wirklich dabei behilflich sind, die Kontrolle über das eigene Leben wiederzugewinnen.

## „Ich versuche immer, ein tapferes Gesicht aufzusetzen und mache so lange weiter, wie ich kann.“

---

*Wenn Sandra ohne Schmerzen erwachte, dachte sie gleich an all die Dinge, die sie im Haushalt erledigen mußte. Dann hetzte sie durchs Haus, räumte auf, wusch, bügelte und putzte. Am Abend fühlte sie sich dann stets völlig steif und litt unter heftigen Schmerzen. Trotzdem machte sie unermüdlich weiter, kochte das Abendessen für die Familie und brachte die Kinder ins Bett, bis sie endlich selbst mit einer Wärmflasche und einigen Schmerztabletten völlig erschöpft ins Bett sank. Am nächsten Tag war mit ihr dann gar nichts mehr anzufangen.*

---

Wie viele ihrer Leidensgenossen und -genossinnen, folgte Sandra dem Motto „Alles oder nichts“. Wenn es ihr gut ging, arbeitete sie, soviel sie konnte — bis der Schmerz schließlich so stark wurde, daß sie nicht mehr in der Lage war, überhaupt irgend etwas zu tun. Nach diesen „aktiven Phasen" mußte sie meist zwei oder drei Tage untätig im Bett verbringen. In dem verzweifelten Versuch, gegen den Schmerz anzukämpfen, machte sie oft unermüdlich weiter, ohne auf ihre körperlichen Beschwerden Rücksicht zu nehmen. Sie befürchtete, ihre Angehörigen und Freunde könnten sie als Belastung empfinden, als ewige „MÄKELLIESE" oder Hypochonderin bezeichnen. Sie fühlte sich gezwungen, weiterzukämpfen; sie wollte unbedingt beweisen, daß sie immer noch eine gute Ehefrau und Mutter war.

Nachdem Sandra einmal erkannte hatte, daß es so nicht weiter ging, nahm sie die eigene Situation gründlich unter die Lupe. Ihr wurde klar, daß sie lernen mußte, einen ausgeglicheneren Lebensrhythmus zu finden. Sie versuchte, von nun an ihre Zeit so einzuteilen, daß sie alles erledigen konnte, was sie für wichtig hielt, die Aufgaben jedoch sorgsam über den ganzen Tag zu verteilen. Auf diese Weise blieb ihr Schmerz auf einer Ebene, die noch zu bewältigen war, und obgleich Sandra noch längst nicht an ihrem Ziel angekommen ist, hat sie inzwischen doch das Gefühl, mit dem Schmerz besser umgehen zu können, ohne ihre Familie vernachlässigen zu müssen.

## „Was hat das alles für einen Zweck?"

Oft kann der Schmerz so hinderlich sein, daß die Reaktion, die eigenen Aktivitäten immer weiter einzuschränken, als ganz natürlich erscheint. Doch dies kann schnell zu weiteren Problemen führen. Wer den Kontakt zur Arbeit, zu Freunden, Hobbys und Interessen aufgibt, verliert letztendlich auch den Spaß am Leben. So kommt es, daß viele Schmerzpatienten sich durch ihren Schmerz auch in die Isolation getrieben fühlen. Sie haben Angst, die schönen Seiten des Leben für immer verloren zu haben, und sie werden mit der Zeit immer hilfloser, reizbarer und deprimierter.

---

*Bob — ein 41jähriger Elektro-Ingenieur, verheiratet, zwei Kinder — wußte, daß ihm die Ärzte bei den Rückenschmerzen, unter denen er seit einem Autounfall vor vier Jahren litt, nicht mehr helfen konnten. „Ich muß mich bei der Arbeit so oft krankmelden, daß ich schon Angst habe, eines Tages entlassen zu werden. Meiner Familie gegenüber bin ich gereizt. Pläne mache ich keine. Was mir früher Spaß gemacht hat, schaffe ich ja heute sowieso nicht mehr."*
*Bob empfand die Schmerzen wie ein Gefängnis. Er war verzweifelt. Je mehr er sich zurückzog, desto deprimierter wurde er, und je deprimierter er wurde, desto weniger Lust hatte er, etwas zu unternehmen.*

*Er befand sich in einem Teufelskreis. Als wir Bob kennenlernten, hatte er fast schon aufgegeben. Er fühlte sich als Versager. Wenn er andere Väter mit ihren Kindern draußen spielen sah, erinnerte er sich an die Zeit, als er noch stark und gesund war, als er einfach ins Auto springen konnte, um einen Ausflug zu unternehmen, als er mit seinen Freunden Fußball spielen oder es sich einfach mit seiner Familie vor dem Fernseher gemütlich machen konnte. Er dachte nur noch an den Unterschied zwischen damals und heute und hatte das Gefühl, alles Lohnenswerte im Leben verloren zu haben. Er war enttäuscht und wütend. Er hatte nichts, worauf er sich noch freuen konnte.*

Bob ging es sehr schlecht, als er das erste Mal zu uns kam. Er fühlte sich selbst zu kraftlos, um irgendwelche Veränderungen einzuleiten, haderte mit seinem Schicksal und war wütend auf uns, weil wir nicht zu verstehen schienen, wie schrecklich sein Leben war. Erst allmählich erkannte er, daß der Wunsch, etwas zu verändern, von ihm selbst ausgehen mußte. Ihm wurde klar, wie stark er sich in sich selbst zurückgezogen hatte, daß das Leben nur noch an ihm vorbeiging. Schließlich begann er, seine Kenntnisse als Ingenieur dazu zu nutzen, einige konkrete Probleme anzugehen und Lösungsmöglichkeiten auszuprobieren. Er baute sich einen neuen Fahrersitz fürs Auto, trat dem Lehrer-Eltern-Ausschuß in der Schule seines Sohnes bei und half den älteren Schülern beim Aufbau eines Modellbau-Clubs.

Bob fühlt sich dem Schmerz inzwischen weniger ausgeliefert: er weiß, daß er Veränderungen herbeiführen kann und begreift dies als Herausforderung. Aus der Passivität herauszukommen, war schwierig und zum Anfang auch sehr schmerzhaft, weil sein Körper nicht mehr an die Bewegung gewöhnt war. Doch jeder erfolgreiche kleine Schritt schenkte ihm eine gehörige Portion Selbstvertrauen.

Jedes Selbsthilfe-Programm steht und fällt mit der aktiven Teilnahme. Niemand kann Ihnen die entscheidenden Schritte abnehmen.

## „Über Schmerzen können Sie mir nichts Neues erzählen. Ich lebe schon seit Jahren mit meinem Schmerz."

Viele Menschen, die zu uns kommen, weisen die Vorstellung, sie könnten lernen, mit ihrem Schmerz besser zurechtzukommen, empört zurück. Sie sagen, sie hätten bereits gelernt, mit ihrem Schmerz zu leben. Vielleicht sind auch Sie dieser Ansicht? Schließlich haben Sie es vielleicht schon jahrelang mit Ihrem Schmerz aushalten müssen, und dazu gehört schon einiges an Willenskraft.

Tatsächlich haben viele Menschen ihre persönliche Art und Weise gefunden, mit dem Schmerz fertigzuwerden, und vielen gelingt es ausgesprochen gut.

*John, ein Schmerzpatient, der unter Arthritis leidet, hat sich für verschiedene Situationen verschiedene Strategien zurechtgelegt. Bei der Hochzeitsfeier seiner Tochter zum Beispiel versuchte er, sich abzulenken, aktiv an der Feier teilzunehmen, mit den Gästen zu plaudern. Wenn er allein zu Hause ist, sitzt er dagegen gern in einer bequemen Position und läßt angenehme Ereignisse aus der Vergangenheit innerlich Revue passieren.*

Es ist wichtig, eine ganze Palette von Strategien zur Verfügung zu haben, denn nicht jede Strategie paßt zu jeder Situation. Durch eine gewisse Auswahl an Methoden können Sie sich der äußeren Situation und der Intensität des Schmerzes anpassen.

## Sie müssen bereit sein, sich selbst zu helfen

Wenn Sie sich mit unserem Programm beschäftigen, werden Sie bald sehen, daß Ihre eigene Fachkenntnis und Ihre Bereitschaft, verschiedene Lösungsmöglichkeiten auszuprobieren, der Schlüssel dazu sind, das Beste aus ihrem Leben zu machen. Wir können Ihnen nicht sagen, was Sie machen sollen, aber wir können Ihnen helfen, Ihre Probleme klarer zu erkennen und verschiedene Möglichkeiten auszuprobieren, um besser damit zurechtzukommen.

Obgleich das Programm eine bestimmte Reihenfolge der Übungen vorsieht, kann es sein, daß Sie gelegentlich den Wunsch verspüren, zu einem früheren Teil zurückzukehren — zum Beispiel zu den Entspannungsübungen, denn es ist durchaus möglich, daß Sie, wenn Sie gegen Ende des Programms wieder aktiver werden, ganz bestimmte Entspannungstechniken noch einmal intensiver üben müssen.

Dieses Buch wurde für Sie geschrieben. Sie dürfen es in Ihrem ganz persönlichen Tempo durcharbeiten und nach Ihren eigenen Bedürfnissen einsetzen.

Viel Glück!

# 2. Erste Woche: Den Schmerz kennenlernen

- Wie Sie über Ihren Schmerz Buch führen können
- Was Ihnen diese Aufzeichnungen verraten
- Vorbereitungen für die nächste Phase

Es wird oft davon ausgegangen, daß der Schmerz sich verschlimmert, wenn man ihm Aufmerksamkeit schenkt. Bestimmt haben Sie schon häufig den Ausspruch gehört: „Wenn du nicht so viel Zeit damit verbringen würdest, über deinen Schmerz nachzudenken und statt dessen irgend etwas unternehmen würdest, wäre alles halb so schlimm."

Viele unserer Patienten haben versucht, diesen Rat zu befolgen — haben versucht, trotz des Schmerzes ganz normal weiterzumachen und sich abzulenken. Dennoch ging es ihnen weiterhin schlecht, und der Schmerz wurde dadurch auch nicht besser.

Diese Haltung gilt zwar als bewundernswert, doch ist es langfristig gesehen sehr viel hilfreicher, sich zunächst doch einmal ganz intensiv mit dem eigenen Schmerz zu befassen und sich ein klares Bild von diesem Schmerz zu machen, indem Sie genaue Informationen darüber sammeln. Diese Informationen werden Ihnen zum Beispiel helfen, einen Plan dafür zu entwerfen, wie Sie Ihr Leben wieder aktiver gestalten können, ohne daß die Schmerzen dadurch stärker werden. In der ersten Woche wollen wir Ihnen daher zeigen, wie Sie über Ihren Schmerz Buch führen und dabei herausfinden können, wie und warum sich Ihr Schmerz im Laufe eines Tages verändert.

## Den Schmerz bewußt wahrnehmen

Ihre erste Aufgabe besteht darin, eine Woche lang genau aufzuschreiben, wie stark der Schmerz ist, den Sie im Laufe des Tages verspüren. Das heißt nicht, daß Sie stundenlang über Ihren Schmerz nachdenken sollen — Sie sollen nur versuchen, einzuschätzen, wie stark er zu verschiedenen Zeiten ist.

**Beginnen Sie damit, den Schmerz einzuschätzen, den Sie im Moment verspüren.**

Sie können sowohl darüber Buch führen, wie stark Ihr Schmerz ist, als auch darüber, wie er sich im Laufe des Tages verändert.

1) Machen Sie ein Kreuz an der Stelle der senkrechten Linie, von der Sie meinen, das sie am besten den Schmerz beschreibt, den Sie im Moment verspüren. (Ein Kreuz ganz unten heißt „kein Schmerz", ein Kreuz ganz oben heißt „schlimmster Schmerz"). Mit etwas Übung werden Sie im Laufe der Zeit immer besser beurteilen können, welcher Punkt der Linie Ihrem Schmerz in einem bestimmten Augenblick am ehesten entspricht.

**Versuchen Sie es jetzt.**

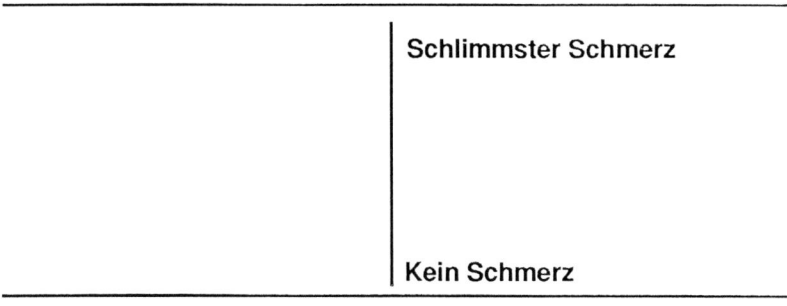

2) Sie können auch Veränderungen in der Stärke des Schmerzes beschreiben, indem Sie Ihrem Schmerz jeweils zu den in der Tabelle angegebenen Zeiten eine bestimmte Zahl zuordnen. (0 heißt „kein Schmerz", 5 heißt „schlimmster Schmerz".)

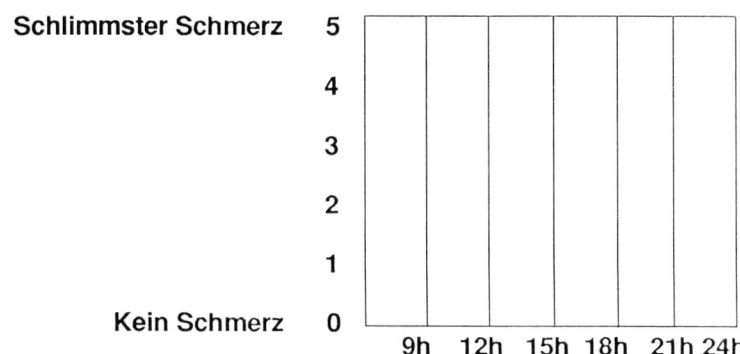

14

Das ist alles, was Sie in der ersten Woche tun müssen. Beobachten Sie einfach Ihren Schmerz und notieren Sie, wie er sich im Laufe des Tages verändert. Sie können die Zeitabstände selber wählen, die Stärke des Schmerzes jede Stunde, alle vier Stunden, zu den Mahlzeiten oder zu anderen Zeitpunkten notieren — wichtig ist nur, daß es in regelmäßigen Abständen geschieht. Den Schmerz häufiger als alle zwei Stunden einzuschätzen, kann allerdings unnötig und lästig sein.

## Was Sie aus Ihren Aufzeichnungen lernen können

Die meisten Patienten, die wir in der Schmerzklinik kennenlernen, behaupten zunächst, ihr Schmerz sei immer gleich stark und zeige keine Veränderungen. Erst wenn sie über ihren Schmerz Buch führen, stellen sie erstaunt fest, daß der Schmerz zu verschiedenen Zeiten unterschiedliche Stärken annimmt.

Bei vielen Menschen nimmt der Schmerz während des Tages zu; der Höhepunkt liegt dann oft bei 20 Uhr. Wer sich viel zu Hause aufhält, neigt allgemein zu einem höheren Schmerzpegel. Doch das sind reine Durchschnittswerte. Sie müssen Ihre eigene „Schmerzkurve" ermitteln.

Das folgende Schaubild zeigt drei verschiedene Schmerzkurven im Tagesverlauf.

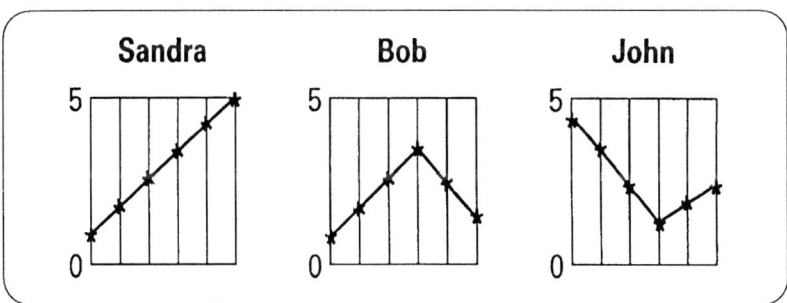

Sandras Schmerz wird während des Tages immer stärker. Ihre Kurve ist typisch für jemanden, der sich während des Tages immer stärker verspannt und trotz des Schmerzes heldenhaft weiterkämpft.

Bobs Schmerzpegel hingegen fängt ziemlich niedrig an und steigert sich bis zur Tagesmitte. Im Laufe des Nachmittags nimmt er wieder ab, wird jedoch nie wieder so niedrig wie am Vormittag. Sein

Schmerz ist am stärksten, wenn er drei oder vier Stunden am Schreibtisch gearbeitet hat. Davon kann er sich im weiteren Verlauf des Tages nicht mehr richtig erholen; die Heimfahrt von der Arbeit und der Feierabend, den er mit seiner jungen Familie verbringt, sind für ihn zusätzliche Streßfaktoren.

Johns Schmerz ist am frühen Morgen sehr stark, verringert sich aber während des Tages, um dann am Abend wieder anzusteigen. Seine Kurve ist typisch für Patienten, die unter Arthritis leiden. Ihre Gelenke sind nach dem Erwachen steif und schmerzen stark, werden im Laufe des Tages jedoch geschmeidiger.

# Was habe ich in der ersten Woche gelernt?

### Gibt es ein täglich wiederkehrendes Muster?

Vergleichen Sie Ihre Tageskurven mit denen von Sandra, Bob und John und überlegen Sie sich, ob es irgendeine Erklärung für die Veränderungen geben könnte. Ihre Kurve wird sicherlich nach einem Tag noch nicht klar zu erkennen sein — warten Sie also mit Ihren Überlegungen, bis Sie tatsächlich sieben Tage lang über Ihren Schmerz Buch geführt haben.

### Gibt es ein wöchentlich wiederkehrendes Muster?

Verzweifeln Sie nicht, falls Sie in Ihren Schmerzkurven kein täglich wiederkehrendes Muster erkennen können. Sie haben sich die Mühe nicht umsonst gemacht, denn Sie werden in jedem Fall eine Menge über Ihren Schmerz gelernt haben. Vielleicht haben Sie herausgefunden, daß Ihr Schmerz sich von Tag zu Tag verändert? Vielleicht erkennen Sie gar ein wöchentliches Schema, in dem einige Tage regelmäßig schlimmer sind als andere? Manche Menschen finden den Samstag schlimmer, anderen macht der Schmerz besonders an Werktagen zu schaffen.

### Wird mein Schmerz stärker?

Vielleicht haben Sie auch festgestellt, daß Ihr Schmerz sich langsam steigert und dann eine ganze Weile lang sehr stark bleibt, vielleicht sogar einige Tage. Vielleicht kommt er aber auch plötzlich und verschwindet ebenso plötzlich wieder.

## Kann ich mehrere Schmerzarten unterscheiden?

Vielleicht haben Sie aber auch zwischen mehr als eine Art von Schmerz unterscheiden gelernt. Zum Beispiel könnten Sie herausgefunden haben, daß Sie einen Schmerz verspüren, den man als „dumpf" bezeichnen könnte, und einen, der sich eher „stechend" anfühlt. Sollte dies der Fall sein, sollten Sie über jede Art von Schmerz getrennt Buch führen. Sie können zum Beispiel zwei verschiedene Symbole benutzen und sie in dieselbe Tabelle eintragen. Benutzen Sie ein Kreuz für die eine Art und einen Punkt für die andere, oder benutzen Sie verschiedenfarbige Stifte.

Vera litt unter zwei Arten von Gesichtsschmerz. Ihre täglichen Aufzeichnungen können Sie unten sehen. Das Messer beschreibt die Kurve ihres schneidenden Schmerzes, der Hammer die Kurve ihres dumpfen Schmerzes.

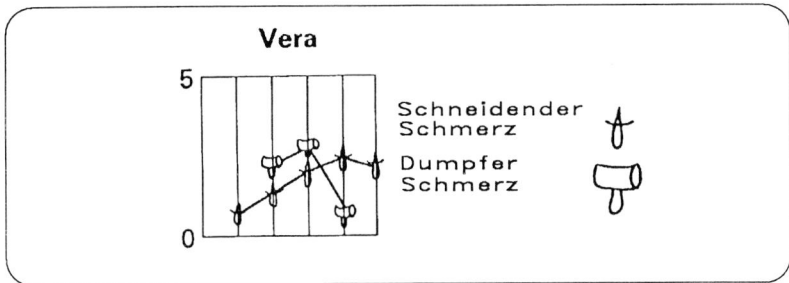

## Wird der Schmerz durch bestimmte Tätigkeiten verschlimmert?

Wenn Sie über Ihren Schmerz Buch führen, merken Sie vielleicht, daß es bestimmte Tätigkeiten gibt, die den Schmerz verschlimmern können. Notieren Sie sich diese Tätigkeiten für später.

# Wie geht es weiter?

Den Schmerz auf diese Weise genau zu beobachten, ist äußerst nützlich, weil Sie dadurch mehr über Ihren Schmerz erfahren und Ihre Versuche, sich selbst zu helfen, auf einer soliden Grundlage stehen. Das Wissen, das Sie in dieser ersten Woche gewonnen haben, wird Ihnen bei einer vollständigen Analyse Ihres Schmerzes und bei Ihren Zukunftsplänen äußerst nützlich sein.

Vielleicht haben Sie auch schon einige Erkenntnisse darüber gewonnen, wie und warum Ihr Schmerzpegel sich verändert. Die Hauptgründe werden bei Ihren täglichen Beschäftigungen zu finden sein.

*Schon nachdem sie eine Woche lang über ihren Schmerz Buch geführt hatte, fand Sandra heraus, daß bestimmte Tätigkeiten, wie z.b. das Fensterputzen, ihr stundenlange Rückenschmerzen bereiteten. Daraufhin beschloß sie, immer nur wenige Minute mit einer so anstrengenden Tätigkeit zu verbringen und sich dann auszuruhen. Auf diese Weise schaffte sie mehr als vorher; zwar hatte sie nicht mehr die für sie so typischen Aktivitätsschübe, doch konnte sie jetzt viel stetiger an einer Sache arbeiten. Und was am allerwichtigsten war: Ihr Schmerz erreichte nie wieder die Intensität, die er früher oft bekommen hatte.*

# Schmerztagebuch

Im folgenden finden Sie sieben Tabellen, in die Sie eine Woche lang Ihren jeweiligen Schmerzpegel eintragen können. Dadurch werden Sie ein Bild davon bekommen, wie sich Ihr Schmerz im Laufe einer Woche verändert. Machen Sie zu jedem angegebenen Zeitpunkt ein Kreuz auf der senkrechten Skala zwischen 0 („kein Schmerz") und 5 („schlimmster Schmerz"). Am Ende eines jeden Tages können Sie dann die Kreuze verbinden und eine Kurve erkennen. Wenn Sie die sieben Tabellen vollständig ausgefüllt haben, erhalten Sie ein Bild von den Veränderungen, denen Ihr Schmerz im Laufe einer Woche unterworfen war. Die Beispieltabelle zeigt Ihnen, wie eine solche Schmerzkurve aussehen kann. Wenn Sie einen Bleistift für Ihre Aufzeichnungen benutzen, können Sie die Übung später noch einmal wiederholen.

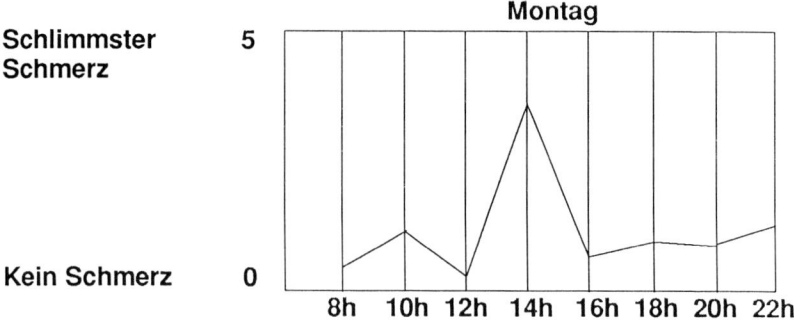

**Schlimmster Schmerz** 5

**Montag**

**Kein Schmerz** 0

8h 10h 12h 14h 16h 18h 20h 22h

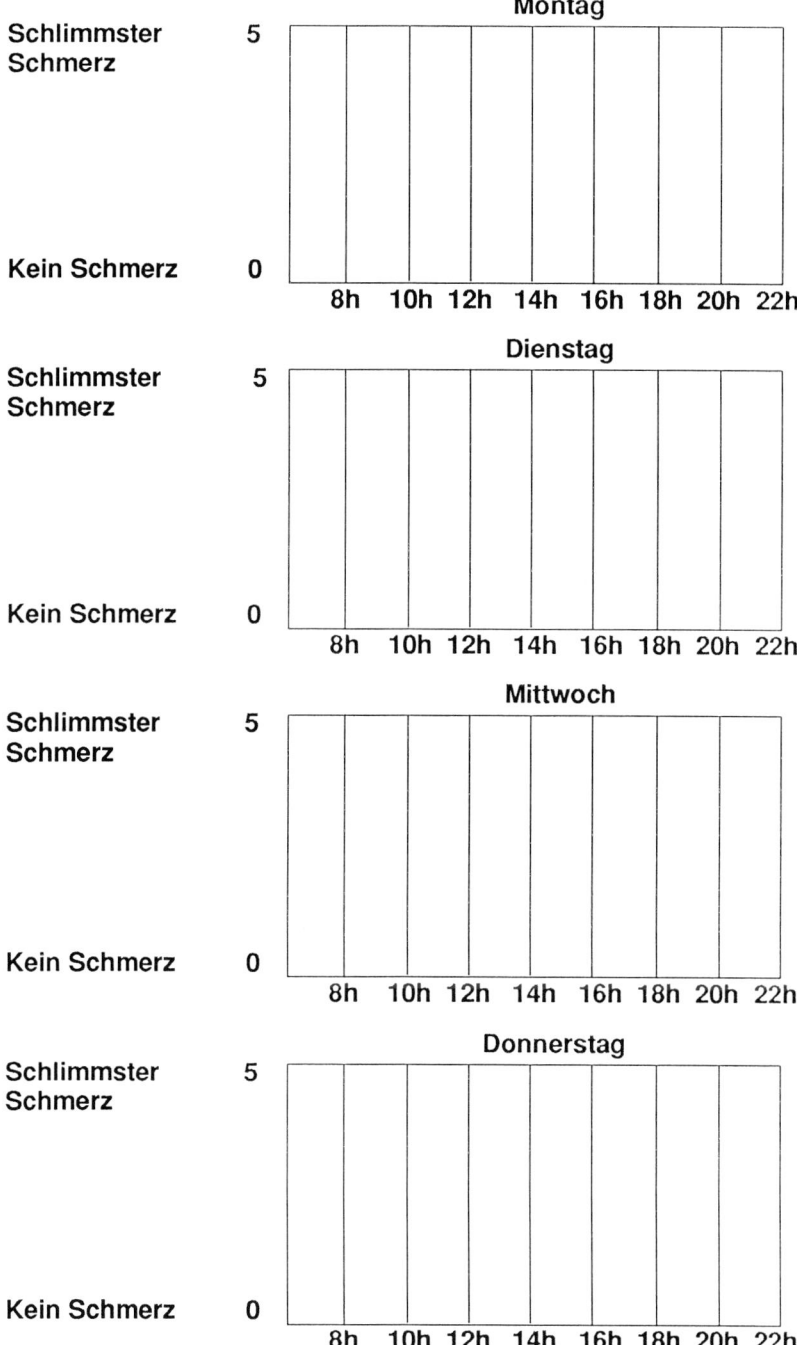

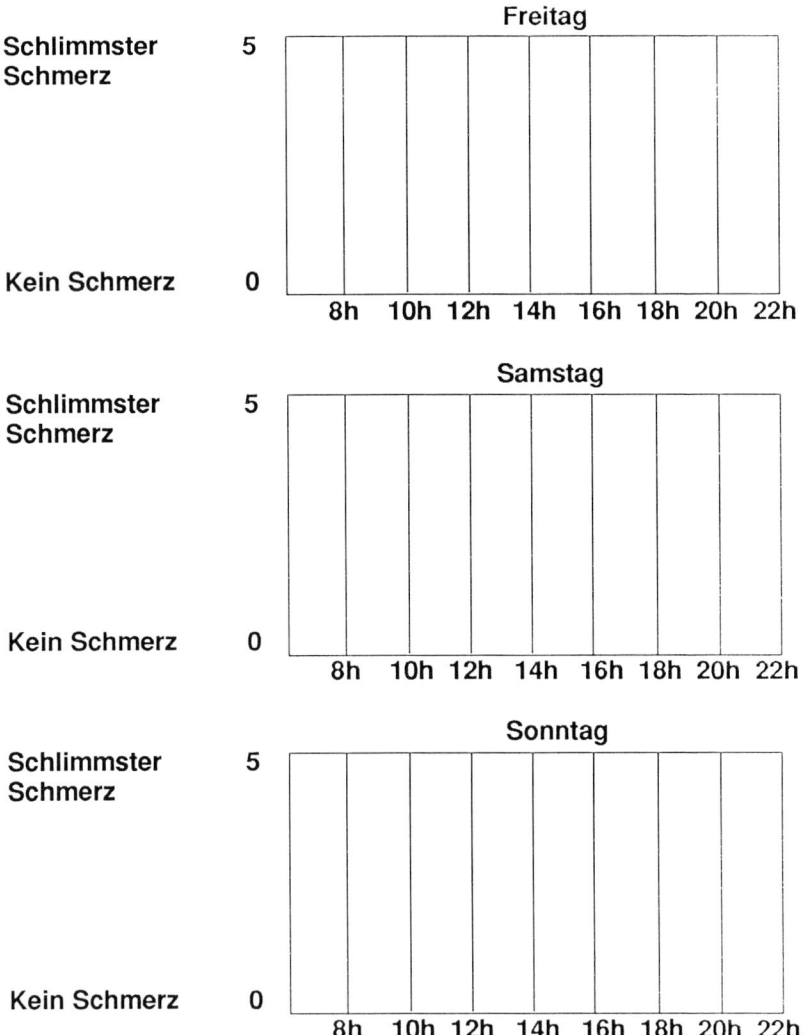

Freitag

Schlimmster Schmerz    5

Kein Schmerz    0

8h   10h  12h  14h  16h  18h  20h  22h

Samstag

Schlimmster Schmerz    5

Kein Schmerz    0

8h   10h  12h  14h  16h  18h  20h  22h

Sonntag

Schlimmster Schmerz    5

Kein Schmerz    0

8h   10h  12h  14h  16h  18h  20h  22h

# 3. Zweite Woche: Verspannung und Schmerz — ein Teufelskreis

- Wodurch werden Verspannungen hervorgerufen?
- Schlechte Angewohnheiten ablegen
- Psychologische Verspannung
- Selbstverursachte Verspannung
- Wie Sie über Ihre Verspannung Buch führen können
- Was Sie in der zweiten Woche lernen werden

Einer der Ratschläge, die Schmerzpatienten am häufigsten zu hören bekommen, lautet: „ENTSPANNE DICH!" Die Betroffenen empfinden diesen Ratschlag oft als Kränkung, denn damit wird nicht nur angedeutet, daß ihr Schmerz allein durch Verspannung hervorgerufen wurde, sondern auch, daß der Schmerzpatient selbst für seine Verspannung verantwortlich ist — und daher auch für seinen Schmerz. Von dieser Annahme ist es nicht mehr weit bis zu der Unterstellung, daß sowieso „alles nur Einbildung" sei.

Es steht außer Frage, daß der Schmerz schlimmer wird, sobald man sich verspannt, aber die Wechselbeziehung zwischen Schmerz und Verspannung ist wesentlich komplizierter, als dies oft angenommen wird, da der Schmerz seinerseits Verspannung auslöst.

## Der Teufelskreis

Sie wissen, wie Ihnen zumute ist, wenn der Schmerz Sie überwältigt, wenn Sie verzweifelt sind, weil Sie das Gefühl haben, daß es gar nicht mehr besser wird. Dieses Gefühl des Gefangenseins ist ein sicheres Anzeichen dafür, daß Sie sich in einem Teufelskreis befinden, in dem Schmerz und Verspannung einander gegenseitig verstärken.

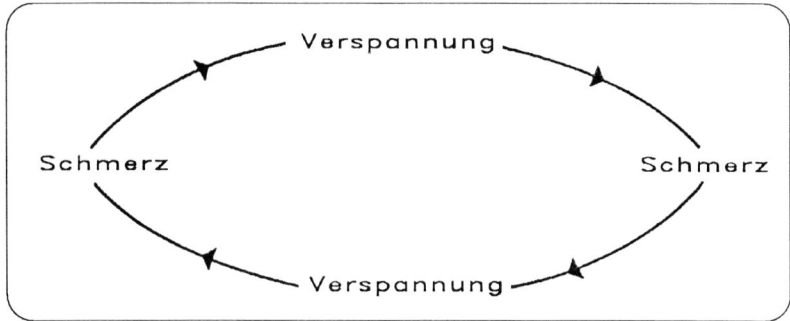

Was auch immer der Grund Ihrer Verspannung sein mag, sie kann zu einem Teufelskreis führen: die Verspannung verstärkt den Schmerz, der dann wiederum zu Verspannungen führt und so weiter.

## Wodurch werden Verspannungen hervorgerufen?

Um sich nicht von diesem Teufelskreis unterkriegen zu lassen, ist es notwendig, die Gründe für Ihre Anspannung herauszufinden und vorbeugende Maßnahmen zu ergreifen, damit der Teufelskreis durchbrochen werden kann.

Verspannung kann grundsätzlich sowohl körperlicher als auch psychischer Natur sein. Wir werden uns mit diesen beiden Quellen der Verspannung getrennt befassen, doch sollten Sie bedenken, daß sie in Wirklichkeit gemeinsam auftreten — das heißt, wenn Sie sich nervös oder gestreßt fühlen, werden Sie merken, daß auch Ihr Körper verspannt ist.

## Körperliche Verspannung

Körperliche Verspannung macht sich meist dadurch bemerkbar, daß die Muskeln fest und angespannt sind. Andere Anzeichen sind eine erhöhte Atemfrequenz und ein schnellerer Pulsschlag. Bei extremer Verspannung (Panik) treten auch verstärktes Schwitzen, wacklige Beine, Benommenheit, ein flaues Gefühl im Magen und Zittern auf. Wer eine lange, leidvolle Krankengeschichte hinter sich hat, bekommt solche Panikgefühle manchmal schon, wenn er nur an einen Arztbesuch oder einen Krankenhausaufenthalt denkt.

## Muskelverspannung durch Schonhaltungen

Die körperliche Verspannung, besonders die Anspannung der Muskeln, ist deshalb so häufig anzutreffen, weil wir, wenn wir Schmerzen haben, dazu neigen, den Körper zu versteifen und ungewohnte Positionen einzunehmen, um die schmerzenden Körperteile zu schonen. Das Hinken, das gebeugte Sitzen auf einer Seite oder das Schiefhalten des Rückgrats sind einige typische Verhaltensweisen, mit denen Schmerzpatienten versuchen, sich Linderung zu verschaffen.

Diese Positionen nennt man „Schonhaltungen". Doch leider führen sie meist nicht zur ersehnten Linderung des Schmerzes, sondern lassen ihn im Gegenteil noch schlimmer werden, weil sie zu neuen Verspannungen beitragen und an bisher schmerzfreien Körperteilen Beschwerden auslösen.

---

*Brian litt seit einem Unfall, in dessen Folge ihm eine Zehe amputiert werden mußte, unter heftigen Phantomschmerzen. Er hielt sein Bein unnatürlich steif und trat nur auf der Außenseite des Fußes auf, um den schmerzenden Bereich zu schonen. Das Ergebnis war, daß er nicht nur Schmerzen im Fuß hatte, sondern auch noch schwere Knieschmerzen bekam.*

---

Die unausgeglichenen Körperpositionen, die durch Verspannungen und „Schonhaltungen" entstehen, belasten bestimmte Muskeln und Gelenke, die dann selbst zu schmerzen beginnen. „Schonhaltun-

## Schonhaltungen

Im Liegen:................................................................

Im Sitzen:................................................................

Im Stehen: ...............................................................

Im Gehen: ................................................................

Andere: ...................................................................

gen" können auch dazu führen, daß bestimmte Muskeln völlig erschlaffen, weil sie über längere Zeit nicht benutzt werden. Wenn man dann versucht, sie wieder zu aktivieren, verursachen sie große Schmerzen.

Beginnen Sie damit, Ihre körperliche Verspannung zu beobachten, indem Sie sich etwaige „Schonhaltungen", die Sie in letzter Zeit entwickelt haben, notieren. Machen Sie eine Liste aller körperlichen Verspannungen, mit denen Sie versuchen, den Schmerz zu lindern.

## Schlechte Angewohnheiten ablegen

Nachdem Sie jetzt erkannt haben, wie stark Ihre Körperhaltung und Ihre Bewegungen durch Ihren Schmerz beeinflußt werden, versuchen Sie, diese Gewohnheiten abzulegen. Wenn Sie zusammengekauert oder in einer unnatürlichen Haltung dasitzen, setzen Sie sich aufrecht. Wenn Sie schief stehen, versuchen Sie, gerade zu stehen. Wenn Sie hinken, versuchen Sie, beide Beine gleichmäßig zu belasten.

Es mag Ihnen zunächst unmöglich erscheinen, diese Gewohnheiten abzulegen. Versuchen Sie es jedoch immer wieder. Bedenken Sie: Sie haben die beschriebenen „Schonhaltungen" vielleicht schon seit vielen Jahren eingesetzt — folglich wird es auch einige Zeit dauern, sie sich wieder abzugewöhnen. Lernen Sie langsam um, indem Sie jeden Tag etwas Zeit darauf verwenden, eine korrekte Körperhaltung einzunehmen. Dehnen Sie dann allmählich die Zeit aus, in der Sie sich täglich auf Ihre Körperhaltung konzentrieren. Es mag Ihnen anfangs lächerlich oder seltsam erscheinen, doch viele unserer Patienten waren erstaunt, wie leicht es ist, umzulernen und ein angenommenes Hinken oder eine krumme Haltung abzulegen, auch wenn es sich um langgehegte Angewohnheiten handelt.

## Körperliche Verspannung wahrnehmen

Der nächste Schritt besteht darin zu erkennen, wie groß Ihre körperliche Verspannung zu verschiedenen Tageszeiten und in verschiedenen Situationen tatsächlich ist. Versuchen Sie, Ihre Muskelspannung in diesem Moment zu spüren. Gibt es einige verräterische Anzeichen?

— Ist Ihr Kiefer zusammengebissen?

— Sind Ihre Schultern leicht hochgezogen?

— Ist Ihr Atem unregelmäßig?

Schätzen Sie Ihre allgemeine Muskelverspannung auf einer Skala von 0 bis 5 ein (0 bedeutet: Ihre Muskeln sind entspannt, weich und warm; 5 heißt: Ihre Muskeln sind angespannt, hart und schmerzen). Notieren Sie Ihre Einschätzung:

**Augenblickliche Muskelverspannung:** ....................................

## Psychische Verspannung

Wir verspannen uns jedoch nicht nur, weil der Schmerz stark ist, sondern auch, weil der Schmerz für uns etwas ganz bestimmtes bedeutet. Die Bedeutung ist dabei für jeden verschieden.

*Peters Verspannung zum Beispiel war zum größten Teil Ergebnis seiner Gedanken über den Schmerz. Er hatte nur Rückenschmerzen, wenn er seine Schultern nach hinten zog. Der Schmerz behinderte ihn nicht, doch er war schon bei vielen Ärzten gewesen, die ihm alle nicht hatten sagen können, was ihm eigentlich fehlte.*
*Die Vorgeschichte war für das Verständnis seiner Sorgen besonders wichtig. Zwei Jahre zuvor war er bei vielen Ärzten gewesen, weil er Schmerzen in der Brust verspürte. Zuerst hatte man ihn für „neurotisch" gehalten, doch sechs Monate später wurden Gallensteine diagnostiziert. Sie mußten operativ entfernt werden. Gleichzeitig sagte man ihm, wenn er in der Zukunft wieder einmal Schmerz verspüre, solle er sich einer gründlichen Diagnose unterziehen. Im Lichte dieser Erfahrung war Peter, was Schmerzen anging, sehr viel empfindlicher als andere Menschen, weil er ständig befürchtete, die Schmerzen könnten ihm etwas sehr Wichtiges oder gar Gefährliches signalisieren.*

In der Regel wird uns ein Kopfschmerz nicht sonderlich beunruhigen. Wir führen den Schmerz aufs Wetter, zuviel Alkohol oder Müdigkeit zurück. Wenn jedoch kürzlich bei einem unserer Bekannten, der häufig über Kopfschmerzen klagte, ein Gehirntumor entdeckt wurde, nehmen die Kopfschmerzen plötzlich eine bedrohlichere Bedeutung an. Diese Bedrohung verursacht Verspannung und — im Endeffekt — stärkere Schmerzen. Es wird erhöhte Aufmerksamkeit auf den Schmerz gerichtet.

Vielleicht werden Sie sich dabei ertappen, daß Sie, wenn Sie Schmerzen haben, von Zeit zu Zeit die entsprechenden Muskeln anspannen oder den Bereich berühren, um zu sehen, ob der Schmerz noch da ist.

Wenn dies der Fall ist, fragen Sie sich einmal, was der Schmerz für Sie bedeutet. Versuchen Sie, zuerst herauszufinden, was Ihrer Meinung nach mit Ihrem Körper nicht in Ordnung ist. Es kann sich herausstellen, daß Ihre Vorstellungen ziemlich vage sind — manche Menschen mit Rückenschmerzen haben zum Beispiel Angst, sich zu heftig zu bewegen, weil sie glauben, ihr Rückgrat könnte nachgeben. Folglich halten sie sich steif und führen nur sehr beschränkte Bewegungen aus.

Wenn Sie eine eher unklare Vorstellung davon haben, was mit Ihnen nicht in Ordnung gibt, haben Sie zwei Möglichkeiten:

1) Sie können Ihren Arzt bitten, Ihnen auf verständliche Weise Ihren körperlichen Zustand zu erklären. (In Kapitel 6 werden einige Richtlinien für den erfolgreichen Umgang mit Ärzten gegeben.)

2) Anstatt einfach davon auszugehen, daß Sie bestimmte Dinge nicht tun könnten oder sollten, können Sie auch versuchen, selbst herauszufinden, welche Tätigkeiten Sie sich ruhig zumuten dürfen. (In Kapitel 4 erklären wir Ihnen, wie Sie Ihre körperlichen Grenzen testen können, ohne sich selbst Schaden zuzufügen.)

## Selbstauferlegte Verspannung

Doch für viele Menschen bedeuten chronische Schmerzen nicht nur, daß mit ihrem Körper etwas nicht in Ordnung ist. Sie wissen genau, was ihnen fehlt und sind sich der körperlichen Beschränkungen, an die sie sich gewöhnen müssen, nur allzu bewußt. Arthritis zum Beispiel ist eine Krankheit, die nicht einfach nach einer Weile wieder verschwindet, und das Gefühl der Ausweglosigkeit kann zu großer Frustration und Verzweiflung führen. Jedes Aufflackern des Schmerzes erinnert dann wieder daran, wie stark man sich im täglichen Leben behindert fühlt. Der Schmerz ist gleichbedeutend mit dem Gefühl, vieles von dem verloren zu haben, was einem früher Spaß bereitete. Er steht für den Verlust der Arbeitsstelle, den Verlust des geselligen Lebens, der sexuellen Intimität oder der eigenen Selbstachtung. Jede Schmerzattacke erinnert den Betroffenen daran, daß sein Leben nie wieder so sein wird wie früher.

Wenn Sie sehr verzweifelt sind und vielleicht sogar begonnen haben, sich selbst und das Leben abzulehnen, werden Sie gegen diese Beschränkungen innerlich rebellieren. Ihre gesunkene Selbstachtung äußert sich in Verspannung. Sie sind wütend darüber, daß Sie Schmerzen haben — und Sie sind wütend auf sich selbst, weil Sie nicht mehr so viel schaffen wie früher. Folglich zwingen Sie sich dazu, so zu tun, als wenn nichts wäre, versuchen krampfhaft, ein „normaler" Mensch zu sein. In diesem Fall beruht die Verspannung auf selbst auferlegtem Druck.

---

*Olive, eine Frau mittleren Alters, setzte sich selbst unter einen enormen Druck. Sie wollte unbedingt so weitermachen wie bisher und sich so verhalten, als ob alles in Ordnung wäre. Seit ihrer zweiten Schwangerschaft litt sie an Rückenschmerzen. Olive wohnte auf einem Bauernhof in einer abgelegenen Gegend. Immer wenn ihre Tochter und ihr Schwiegersohn mit den Enkeln zu Besuch kamen, ging es ihr sehr viel schlechter als sonst. Oft verspürte sie dann so starke Schmerzen, daß sie sich — anstatt ihre Gäste so herzlich zu begrüßen, wie sie es sich eigentlich vorgestellt hatte — ins Bett legen mußte. Als Olive begann, über ihre Verspannung Buch zu führen, wurde sehr rasch deutlich, daß ihre Anspannung bereits vor dem Besuch stetig anwuchs. Sie setzte sich selbst unter Druck, weil sie sich auf keinen Fall „etwas anmerken" lassen wollte. Aus dem Druck erwuchs Verspannung, und die Verspannung verschlimmerte sich durch die Angst, daß sie sich nicht wohlfühlen würde und sich — wie in der Vergangenheit bereits öfter geschehen — ins Bett legen müßte.*

---

Damit kommen wir wieder zu unserem Teufelskreis zurück: Ängstliche Gedanken und eine gedrückte Stimmung fördern die Verspannung. Diese verschlimmert den Schmerz, was wiederum negative Gedanken, Depression und verstärkte Verspannung zur Folge hat. Dieser Prozeß geht allerdings sehr schnell vonstatten, manchmal sogar in einer Hundertstelsekunde. Sein Ergebnis besteht meistens aus dem Gefühl, vom Schmerz vollständig beherrscht zu werden.

## Die Verspannung bewußt wahrnehmen

Ehe Sie lernen können, Ihre Verspannung in den Griff zu bekommen und durch gezielte Übungen zu verringern, müssen Sie in der Lage sein, den jeweiligen Grad Ihrer Verspannung bewußt zu erkennen. Sie müssen wissen, wie sich Ihre Verspannung auf den Schmerz auswirkt und wie Ihre Verspannung zustande kommt. Dazu brauchen Sie etwas Übung. Doch eine sorgfältige Aufzeichnung ist äußerst hilfreich und schützt Sie vor vorschnellen Schlußfolgerungen.

## Verspannungs- und Schmerztagebuch

| Da-tum | Ver-spannung | Schmerz | Was mache | Was denke ich gerade? |
|---|---|---|---|---|
| 23.3 | 3 | 2 | Warte auf Kran-kenschwester | Haben die Untersuchungen etwas Schlimmes ergeben? |
| 24.3 | 0 | 1 | Eine Stunde im Garten gearbei-tet | Das war sehr entspannend |

Aus diesem Beispiel können Sie ersehen, wie Sie über Ihre Verspannung Buch führen können. Beachten Sie, daß es vier Spalten gibt, die Sie in regelmäßigen Abständen ausfüllen müssen. In der ersten Spalte tragen Sie den geschätzten Grad Ihrer Verspannung ein; dabei ist es ganz egal, ob Sie eine Verkrampfung der Muskeln spüren, andere Anzeichen körperlicher Anspannung bemerken oder einfach das Gefühl haben, „nicht so ganz locker" zu sein. Notieren Sie den Grad Ihrer Verspannung auf einer Skala von 0 bis 5 (0 = ruhig und entspannt; 5 = sehr angespannt).

In der zweiten Spalte tragen Sie die Stärke Ihres augenblicklicher Schmerzes ein (auch hier steht Ihnen die bereits bekannte Skala von 0 bis 5 zur Verfügung). Die dritte und die vierte Spalte dienen dazu, Ihnen eine Vorstellung davon zu geben, wodurch Ihre Verspannung verursacht wird: In der dritten Spalte schreiben Sie auf, womit Sie gerade beschäftigt sind, in der vierten Spalte notieren Sie, was Ihnen zu dem Zeitpunkt gerade durch den Kopf geht.

Diese Art der Aufzeichnung liefert Ihnen im Laufe einer Woche alle notwendigen Informationen, um folgende Zusammenhänge besser zu verstehen:

1) Die Wechselbeziehung zwischen Schmerz und Verspannung.

2) Die Wechselbeziehung zwischen Verspannung und jeweiliger Beschäftigung.

3) Die Wechselbeziehung zwischen Schmerz und Verspannung einerseits und Ihren Gedanken (Fragen, Befürchtungen) andererseits.

## Verspannungs- und Schmerztagebuch

| Da-tum | Ver-spannung | Schmerz | Was mache ich gerade? | Was denke ich gerade? |
|---|---|---|---|---|
| 9h | | | | |
| 13h | | | | |
| 17h | | | | |
| 20h | | | | |
| 23h | | | | |

# Was habe ich in der zweiten Woche gelernt?

Versuchen Sie nicht, irgendwelche Schlußfolgerungen zu ziehen, solange Sie noch mit den Aufzeichnungen beschäftigt sind. Warten Sie lieber, bis Sie eine ganze Woche lang Informationen gesammelt haben. Erst dann studieren Sie diese Informationen sorgfältig und überlegen sich, ob Sie irgendwelche Zusammenhänge erkennen.

## Schmerz und Verspannung

Es kann auch sehr hilfreich sein, sich ein kleines Schaubild zu zeichnen, in das Sie die verschiedenen Grade des Schmerzes und der Verspannung während eines Tages übertragen. Das nächste Schaubild zeigt zum Beispiel deutlich, wie eng bei David Schmerz und Verspannung beieinander lagen; er stellte fest, daß er vor einer Verschlimmerung des Schmerzes oft verstärkte Anspannung verspürte. Das Schaubild zeigt außerdem, daß für ihn die günstigste Zeit, etwas zu unternehmen, zwischen 10 und 14 Uhr lag, denn dann waren sowohl Schmerz als auch Verspannung am niedrigsten.

## Gibt es für die Verspannung körperliche Gründe?

Sicherlich ist Ihnen inzwischen klar geworden, daß Verspannung durch eine ganze Reihe von Ursachen hervorgerufen werden kann und diese Ursachen bei jedem Menschen und von Tag zu Tag verschieden

29

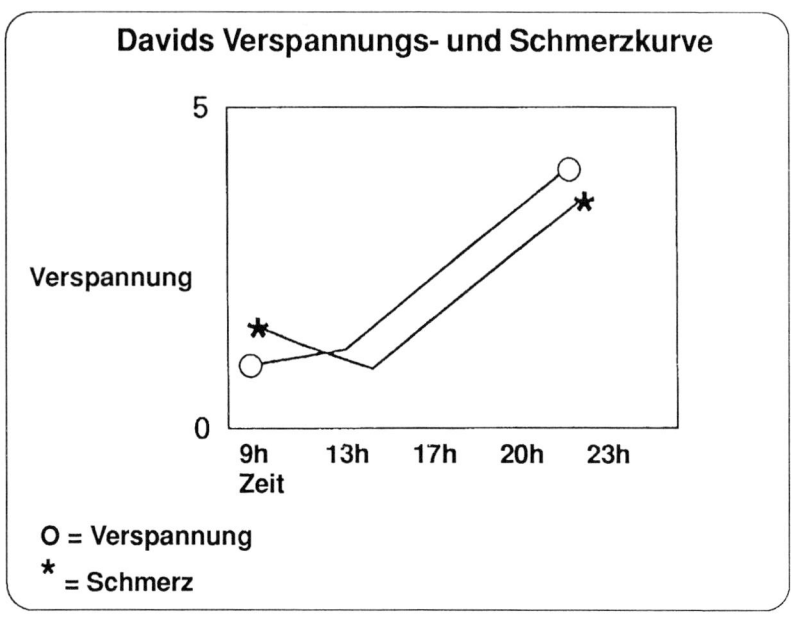

sind. Natürlich kann die Verspannung auch körperliche Gründe haben — weil wir uns zu lange in einer bestimmten Position aufgehalten, uns zu wenig bewegt oder „Schonhaltungen" eingenommen haben.

## Kann die Verspannung durch bestimmte Gedanken ausgelöst werden?

Auch bestimmte Gedankengänge können in manchen Situationen Anspannung hervorrufen. Dabei handelt es sich meist um negative, angstauslösende Gedanken:

— „Das schaffe ich nie!"

— „Irgend etwas müssen die Ärzte übersehen haben."

— „Bestimmt bekomme ich wieder ausgerechnet dann Schmerzen, wenn wir Gäste haben."

— „Es hat gar keinen Zweck, heute abend auszugehen. Es wird mir sowieso keinen Spaß machen. Und den anderen würde ich nur die Laune verderben. Hinterher will dann keiner mehr etwas mit mir zu tun haben."

**Gibt es in Ihrem Leben andere Streßfaktoren?**

Es kann aber auch Gründe für Ihre Verspannung geben, die nicht direkt etwas mit dem Schmerz zu tun haben und dennoch zu Ihrem täglichen Leben gehören. Vielleicht haben Sie familiäre Sorgen? Oder Sie sind überarbeitet oder fühlen sich unterfordert und einsam? Vielleicht haben Sie mit jemandem Streit oder wollen sich ein neues Haus bauen? Es sind viele Gründe denkbar, die zu einem gewissen Streß und damit zur Verspannung führen, die Sie schlechter mit Ihrem Schmerz zurechtkommen läßt. Denn je stärker die Verspannung, desto stärker auch die Wahrnehmung des Schmerzes.

# Wie geht es weiter?

Fassen Sie zusammen, was Sie bisher über Ihren Schmerz und Ihre Verspannung gelernt haben.

— Stellen Sie eine Liste aller Erkenntnisse auf, die Sie bisher aus Ihren Aufzeichnungen gewonnen haben.

— Mit Hilfe dieser Erkenntnisse sind Sie bereits auf dem besten Weg, Ihren Schmerz besser in den Griff zu bekommen.

Sie können jetzt damit beginnen, Veränderungen einzuleiten, denn vieles von dem, womit Sie sich in den letzten beiden Wochen beschäftigt haben, unterliegt Ihrem Einfluß. Durch die vorliegenden Informationen sind Sie jetzt jedoch in einer sehr viel stärkeren Position, denn Sie können inzwischen genau die Punkte benennen, an denen Sie Ihr Verhalten, Ihre Einstellungen und Ihren Lebensstil ändern können.

Wenn Sie eine klarere Vorstellung davon haben, wodurch Ihre Verspannung hervorgerufen wird, können Sie damit beginnen, diese Verspannung abzubauen. Vielleicht haben Sie aber auch herausgefunden, daß es Ihre negativen Erwartungen sind, die Sie daran hindern, etwas zu unternehmen oder einmal auszugehen. In diesem Fall stehen Sie sich selbst im Wege — ja, Sie verbieten sich geradezu, bestimmte Aktivitäten zu entfalten. Vielleicht gelingt es Ihnen, einmal herauszufinden, warum Sie sich auf diese Weise selbst beschränken. Versuchen Sie, sich klarzumachen, daß Sie wahrscheinlich überhaupt nicht mehr aus dem Haus kommen, wenn Sie es sich nicht erlauben können, sich auch darauf zu freuen.

## Wie kann ich die Verspannung abbauen?

Die wichtigste Aussage dieses Kapitels besteht in dem Ratschlag: Erkenne dich selbst! Wir hoffen sehr, daß Sie inzwischen einen etwas größeren Einblick in das Wesen Ihres Schmerzes gewonnen haben. Die nächsten zwei Kapitel gehen davon aus, daß Sie jetzt mehr und mehr zu Ihrem eigenen Schmerzexperten werden. Unsere praktischen Ratschläge sollen Ihnen dabei helfen, entsprechende Veränderungen in die Wege zu leiten, damit Ihr Leben trotz des Schmerzes wieder lebenswert sein kann.

In Kapitel 4 beschreiben wir verschiedene Möglichkeiten, Verspannungen abzubauen. Wenn Sie der Meinung sind, daß die Muskelverspannung für Sie das größte Problem darstellt, können Sie einige dieser Übungen schon jetzt ausprobieren. Doch bedenken Sie bitte, daß die Entspannungsübungen Ihnen nicht viel helfen werden, wenn Sie nicht in der Lage sind, die besondere Art und Weise Ihrer Verspannung zu erkennen.

Beobachten Sie sich aufmerksam. Wenn Sie morgens mit Schmerzen erwachen, halten Sie einen Moment lang inne und spüren Sie, ob Ihre Zähne zusammengebissen sind. Wenn Sie in einer Schlange stehen, wenn Sie bei Ihrem Arzt im Wartezimmer sitzen, oder wenn Sie sich gerade wieder einmal fragen: „Warum mußte das ausgerechnet mir passieren?" — prüfen Sie, ob Ihre Körperhaltung verspannt ist. Beobachten Sie, wie Ihre körperliche Anspannung bei alltäglichen Beschäftigungen ab- und zunimmt und spüren Sie, wie Ihre Stimmungen und Gedanken oft von entsprechenden Veränderungen in der Muskelspannung begleitet werden.

In Kapitel 5 beschreiben wir, wie Sie ihre körperlichen Grenzen vorsichtig, doch systematisch erproben können. Wir sagen Ihnen, wie Sie Ihre Aktivitäten langsam steigern und so zu einem Lebensstil finden können, der sie vollauf zufriedenstellt.

# 4. Veränderungen einleiten: Sich entspannen

- Wie man sich am besten entspannen kann
- Muskelentspannung
- Atemübungen
- Entspannung als Teil des täglichen Lebens

Wenn Sie erst einmal herausgefunden haben, wie Sie sich am besten entspannen können, wird Ihnen dies auch dann gelingen, wenn Sie große Schmerzen haben oder sehr aufgeregt sind. Sicherlich haben Sie bereits eigene Mittel und Wege gefunden, um sich zu entspannen: Sie lesen ein gutes Buch, hängen Ihren Tagträumen nach, nehmen ein heißes Bad, schauen sich einen Film im Fernsehen an, greifen zum Strickzeug oder gehen zum Angeln. Alle diese Methoden sind empfehlenswert, und wenn Sie bei Ihnen funktionieren, sollten Sie sie auch weiterhin unbeirrt einsetzen. Uns geht es in diesem Kapitel mehr um den bewußten Versuch, sich geistig und körperlich so tief wie möglich zu entspannen — unabhängig davon, was um Sie herum vorgeht.

Sich zu entspannen, ist eine Fähigkeit, die man erlernen kann, aber es erfordert Übung und dauert eine gewisse Zeit, bis man den Dreh heraushat. Menschen, die schon seit Jahren Entspannungstechniken praktizieren, finden immer neue und wirksamere Methoden.

## Warum ruft der Schmerz Verspannungen hervor?

Schmerzen können Verspannungen hervorrufen oder verstärken. Wie bereits in Kapitel 3 erläutert, sind es in vielen Fällen unnatürliche „Schonhaltungen", die Schmerzen und Mißbefindlichkeiten in anderen Körperteilen erzeugen. Wer zum Beispiel unter Nackenschmerzen leidet, hält vielleicht seinen Hals schräg, um sich vor dem

Schmerz zu schützen, zieht sich dadurch jedoch einen steifen Nacken, steife Schultern oder gar einen Spannungskopfschmerz zu.

Wenn Sie erst einmal herausgefunden haben, wie man sich richtig entspannt, wird Ihnen Ihre Verspannung bewußter werden, und Sie können bei den frühesten Anzeichen versuchen, Entspannungsübungen einzusetzen. Sie werden auch besser beurteilen können, ob Sie unbewußt „Schonhaltungen" einsetzen, um Ihren Schmerz zu lindern. Mit der Zeit werden Sie lernen, Ihre Aktivitäten so einzuteilen, daß Sie mehr schaffen und gleichzeitig ruhig und gelassen bleiben. Ihre Verspannung durch Entspannungsübungen abzubauen, ist eine Möglichkeit, den Schmerz zu lindern und das Beste aus Ihrem Leben zu machen.

Wenn Sie dieses Buch bis hierhin systematisch durchgearbeitet haben, werden Sie inzwischen ein genaues Bild davon gewonnen haben, in welchem Wechselverhältnis bei Ihnen Schmerz und Verspannung stehen und welchen Veränderungen beide Faktoren jeweils im Laufe eines Tages oder einer Woche unterliegen.

Die hier beschriebenen Übungen sollen Ihnen helfen, Ruhe und Gelassenheit an die Stelle der Verspannung treten zu lassen. Die angebotenen Techniken bedürfen vielleicht in dem einen oder anderen Fall einer individuellen Anpassung, doch sind sie aus der jahrelangen Arbeit mit Schmerzpatienten entstanden und haben sich vielfach bewährt. Für viele unserer Patienten sind die Entspannungsübungen, nachdem sie sie einmal erlernt hatten, Teil des täglichen Lebens geworden. Sie empfinden es als besonders angenehm, sich auch dann entspannen zu können, wenn der Druck am größten ist: Wenn Ihr Chef etwas an Ihrer Arbeit auszusetzen hat, wenn Ihr jüngstes Kind zu spät nach Hause kommt, wenn Sie im Wartezimmer Ihres Zahnarztes sitzen oder auf dem Postamt in der Schlange stehen.

**Wer die Entspannungsübungen jedoch einmal so wirkungsvoll einsetzen will, muß regelmäßig üben.**

## Entspannungsübungen

Durch die hier beschriebenen Übungen können Sie die Anspannung in den wichtigsten Muskelgruppen verringern und den allgemeinen Grad der Erregung senken. Zum Beispiel wird Ihr Blutdruck sinken und Ihr Herz langsamer schlagen, wenn Sie vollständig entspannt sind. Dies ist eine Möglichkeit, die Spannung in Ihrem Körper umzukehren: so wie Sie gelernt haben, sich angespannt zu fühlen, werden Sie jetzt lernen, sich zu entspannen.

## Wie fange ich an?

1) Aller Anfang ist schwer. Achten Sie zum Anfang auf bestmögliche Begleitumstände. Üben Sie zu einem Zeitpunkt, zu dem in Ihrer Wohnung oder in Ihrem Haus Ruhe herrscht, gehen Sie dazu in ein Zimmer, in dem Sie sich auch sonst wohlfühlen, und sorgen Sie dafür, daß Sie möglichst ungestört bleiben. Befestigen Sie notfalls ein Schild mit der Aufschrift „Bitte nicht stören" an Ihrer Zimmertür.

2) Übung macht den Meister. Wie beim Auto- oder Fahrradfahren wird es eine Weile dauern, bis Sie auch diese neue Fähigkeit beherrschen. Bewußtes Üben ist dazu unerläßlich. Bauen Sie die Übungszeit so in Ihren Tagesablauf ein, daß Sie sich automatisch daran erinnern: Üben Sie zum Beispiel immer nach dem Mittagessen, nach der Rückkehr von der Arbeit oder abends vor dem Einschlafen.

3) Wählen Sie sich einen Schlüsselbegriff. Das ist ein Wort, daß Sie beim Ausatmen still vor sich hinsprechen, um den Prozeß der Entspannung einzuleiten. Mögliche Schlüsselbegriffe sind zum Beispiel: „ruhig", „entspannt", „geborgen", „unbesorgt".

4) Achten Sie auf frühe Anzeichen von Verspannung. Durch Ihre Aufzeichnungen in den ersten beiden Wochen werden Sie bereits herausgefunden haben, wie sich die Verspannung bei Ihnen äußert. Setzen Sie die Atemübungen und Ihren Schlüsselbegriff ein, um der einsetzenden Verspannung ein Gefühl der Entspannung entgegenzusetzen.

5) Probieren Sie das „geistige Sehen" mit geschlossenen Augen. Wenn Sie zu den Menschen gehören, die kein ausgeprägtes bildliches Vorstellungsvermögen besitzen, können Sie das Gefühl, an einem ruhigen Ort zu verweilen, auch hervorrufen, indem Sie Ihre anderen Sinne — wie Gehör, Geruch und Tastsinn — in Ihre Vorstellung mit einbeziehen. Das „geistige Sehen" kann Sie dabei unterstützen, das Gefühl der Entspannung zu vertiefen und Sie in eine angenehme Stimmung zu versetzen.

## Muskelentspannung

1) Setzen oder legen Sie sich so bequem wie möglich hin. Lockern Sie engansitzende Kleidungsstücke, lassen Sie die Hände an der Seite herunterfallen und spreizen Sie leicht die Beine. Liegen Sie bequem und entspannt da.

2) Wählen Sie einen Punkt, auf den Sie Ihre Blicke konzentrieren, bis Sie sich ganz entspannt fühlen. Strengen Sie Ihre Augen nicht an, sondern schauen Sie nur auf diesen Punkt und atmen sie langsam. Später, wenn Sie sich entspannter fühlen, verspüren Sie vielleicht den Wunsch, die Augen zu schließen; dagegen ist nichts einzuwenden.

3) Atmen Sie langsam ein, und zwar tief im Bauch, in den unteren Teil der Lunge. Halten Sie den Atem etwa 6 Sekunden lang an. Dann atmen Sie langsam wieder aus und benutzen dabei Ihren Schlüsselbegriff. Spüren Sie, wie sich der Körper beim Ausatmen entspannt.

4) Atmen Sie weiter langsam und regelmäßig und beginnen Sie, Ihre verschiedenen Muskelgruppen anzuspannen und wieder lockerzulassen. Bei jeder Muskelgruppe spannen sie die Muskeln beim Einatmen etwa 6 Sekunden lang an, dann atmen Sie aus und entspannen die Muskeln wieder. Konzentrieren Sie sich einige Minuten lang auf die entspannten Muskeln. Atmen Sie dabei immer langsam und tief, und benutzen Sie Ihren Schlüsselbegriff beim Ausatmen. Gehen Sie auf diese Weise alle wichtigen Muskelgruppen des Körpers durch. In der auf den nächsten Seiten beschriebenen, illustrierten Entspannungsübung wird eine bewährte Reihenfolge angegeben.

5) Konzentrieren Sie sich jetzt einige Minuten lang auf das tiefe, warme und wohlige Gefühle, das Sie in sich hervorgerufen haben.

6) Genießen Sie dieses Gefühl und bleiben Sie noch eine Weile liegen.

## Wie wirken sich meine Gedanken auf den Schmerz aus?

Ihre Art, an bestimmte Dinge zu denken, kann auch Ihren Körper beeinflussen. Wenn Sie zornige Gedanken haben, spannt sich Ihr Körper an; deprimierte Gedanken verursachen oft ein Gefühl körperlicher Mattigkeit.

Sie werden bald herausfinden, daß beruhigende Gedanken Ihnen helfen, sich zu entspannen. Wenn Sie jedoch an den Streit denken, den Sie erst vor einigen Tagen ausgefochten haben, werden Sie merken, wie Ihnen heiß wird und Sie sich erregen. Gedanken können Verspannung hervorrufen!

Vielleicht werden Sie feststellen, daß Sie, obwohl Sie versuchen, sich zu entspannen, in Gedanken immer noch Probleme wälzen. Machen Sie sich in diesem Fall keine Sorgen, denn es ist völlig natürlich. Versuchen Sie jedoch, sich ausschließlich auf die Gegenwart zu konzentrieren, nur an sich selbst und Ihren Körper zu denken, denn Sie allein stehen im Mittelpunkt aller Entspannungsübungen. Wenden Sie Ihre Aufmerksamkeit nach innen — um Sie herum mag vielleicht manches vor sich gehen, aber das ist nicht wichtig, lassen Sie es geschehen. Spüren Sie Ihren inneren Frieden und konzentrieren Sie sich auf die Ruhe Ihres eigenen Atems.

## Wie Ihnen das „geistige Sehen" helfen kann

Im Zustand der Entspannung können Sie das „geistige Sehen" ausprobieren. Malen Sie sich eine friedvolle Szene aus. Wählen Sie etwas, an das Sie sich ganz besonders gern erinnern — vielleicht eine Szene am Strand, im Wald, in Ihrem Garten oder am Kamin. Wenn Sie sich eine solche Szene schlecht bildlich vorstellen können, setzen Sie Ihre anderen Sinneswahrnehmungen ein; stellen Sie sich den Geruch und die Geräusche vor, die eine solche Szene begleiten.

---

### „Geistiges Sehen"

— Sagen Sie sich, daß Sie sich schwer, ruhig und entspannt fühlen.

— Lassen Sie Ihren Atem flacher, leichter und fließender werden.

— Verwenden Sie beim Ausatmen Ihren persönlichen Schlüsselbegriff.

— Stellen Sie sich eine angenehme Szene vor. Rufen Sie alle lebensnahen Details dieser Szene wach und geben Sie sich ganz diesen Vorstellungen hin. Auf diese Weise können Sie sich selbst aus Ihrem Körper lösen und ins Reich der Phantasie und Tagträumerei entführen.

---

# Entspannungsübung: I. Teil

**Muskelgruppe**              **Art der Anspannung**

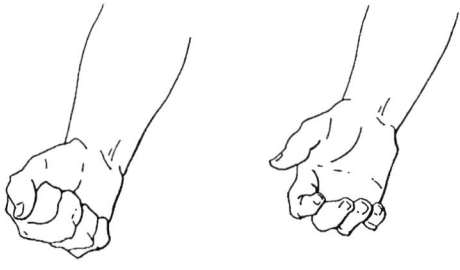

(1) **Schreibhand und Unterarm.** Spannen Sie die Muskeln an, indem Sie die Hand zur Faust ballen. Spannung spüren . . . und entspannen.

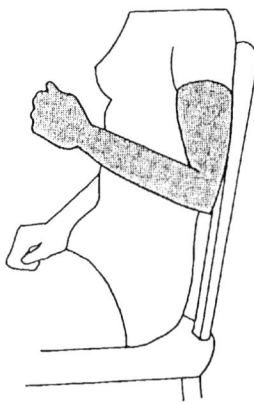

(2) **Oberarm.** Pressen Sie den Ellenbogen gegen eine Stuhllehne oder Matraze. Spannung spüren . . . und entspannen.

(3) und (4) Wiederholen Sie die Übungen (1) und (2) mit dem jeweils anderen Arm.

# Entspannungsübung: II. Teil

**(5) Stirn.** Runzeln Sie die Stirn und ziehen Sie die Augenbrauen hoch. Spannung spüren . . . und entspannen.

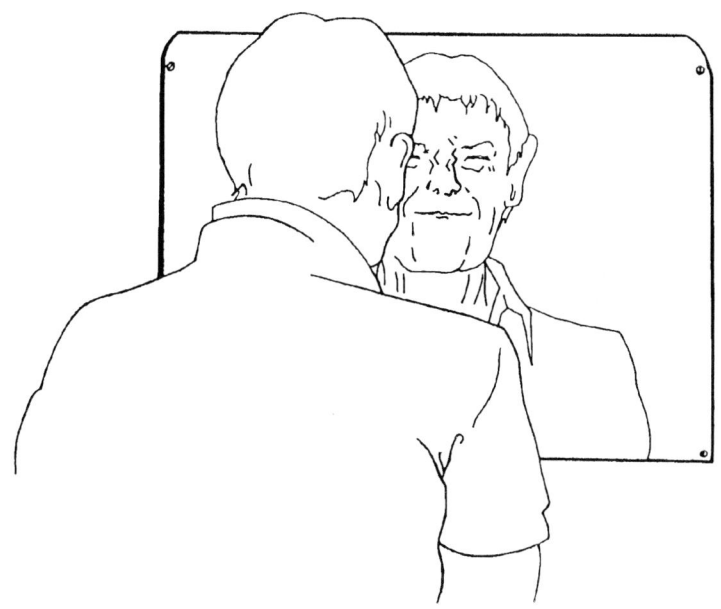

**(6) Nase und obere Wangen.** Pressen Sie fest die Kiefer zusammen und runzeln Sie die Nase. Spannung spüren . . . und entspannen.

**(7) Kiefer und untere Wangen.** Beißen Sie fest die Zähne zusammen und ziehen Sie die Mundwinkel zurück. Spannung spüren . . . und entspannen.

**(8) Hals.** Drucken Sie fest gegen die Stuhllehne. Spannung spüren . . . und entspannen.

# Entspannungsübung: III. Teil

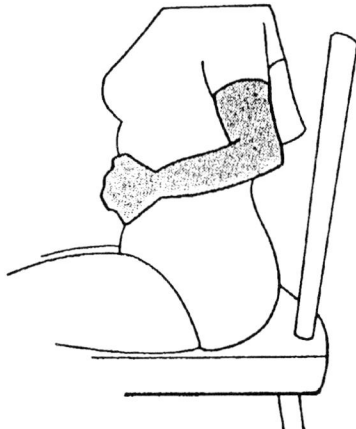

(9) **Schultern, oberer Rücken und Brust.** Atmen Sie tief ein, halten Sie den Atem an, beugen Sie sich etwas nach vorn, strecken Sie die Brust heraus und drücken Sie die Schulterblätter aneinander. Spannung spüren . . . und entspannen.

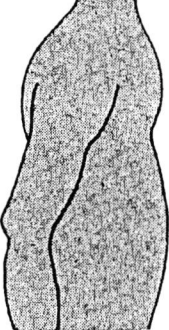 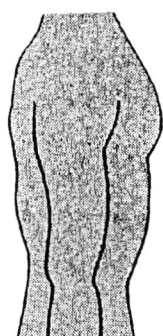 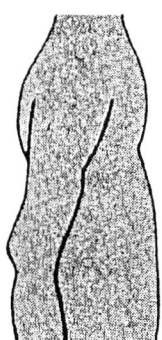

(10) **Bauch.** Ziehen Sie die Muskeln ein. Spannung spüren . . . und entspannen.

# Entspannungsübung: IV. Teil

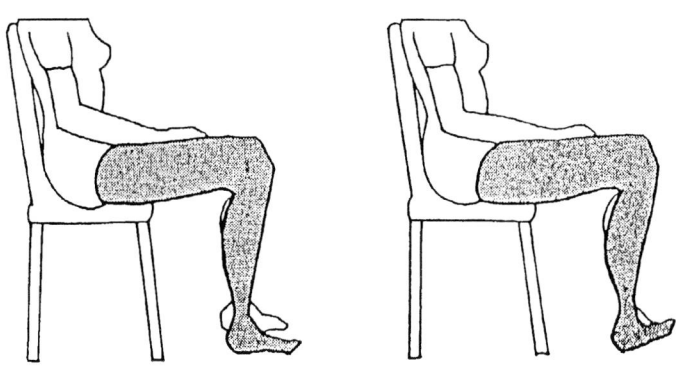

**(11) Rechtes Bein.** Wenn Sie liegen, strecken Sie das Bein; wenn Sie sitzen, pressen Sie die Ferse auf den Boden. Spannung spüren . . . und entspannen.

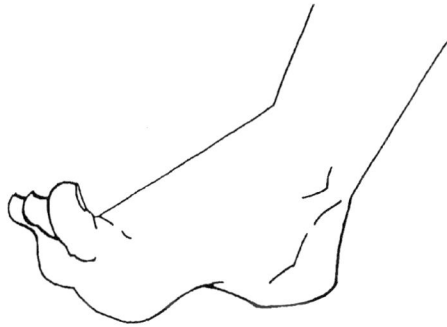

**(12) Rechte Wade.** Wenn Sie sitzen, ziehen Sie die Zehenpartie des Fußes hoch; wenn Sie liegen, drücken Sie die Zehenpartie nch unten. Spannung spüren . . . und entspannen.

**(13) Rechter Fuß.** Ziehen Sie die Zehen an. Spannung spüren . . . und entspannen.

**(14) Wiederholen Sie** die Übungen (11)–(12) mit dem linken Bein.

## Atmung

Einige von Ihnen werden sicherlich bemerkt haben, daß die Atmung schneller und flacher wird, wenn Sie verspannt sind. Auch dies kann zu Problemen führen, denn man fühlt sich leicht benommen und hat das Gefühl, schneller die Beherrschung zu verlieren. Dagegen kann eine Atemübung Abhilfe schaffen. Wenn Sie das Problem bei sich beobachtet haben, sollten Sie sie unbedingt ausprobieren.

---

### Atemübung

— Nehmen Sie eine bequeme Sitzhaltung ein und falten Sie die Hände leicht über dem Bauch.

— Atmen Sie langsam aus und lassen Sie dabei den Bauch locker einsinken. Dann atmen Sie wieder ein und wölben den Bauch nach außen. Um den Prozeß des Ausatmens auszudehnen, wenden Sie eine Art „Countdown"-Verfahren an. Zählen Sie rückwärts von 5 bis 0, atmen dabei langsam aus und lassen den Bauch einsinken. Denken Sie beim Ausatmen an Ihren Schlüsselbegriff (zum Beispiel „ruhig") und versuchen Sie, locker zu lassen, während die warme Luft Ihren Körper verläßt. Atmen Sie langsam wieder ein und wiederholen Sie die Übung. Versuchen Sie, das Ausatmen jedesmal ein wenig auszudehnen. Mit etwas Übung können Sie den Countdown auf 10 bis 0 erhöhen.

— Durch das Zählen können Sie Ihre Atmung unter Kontrolle bringen und vertiefen. Das tiefe Atmen wird Ihnen helfen, sich zu beruhigen und zu entspannen.

---

# Rasche Entspannung

Nachdem Sie sich nun selbst einige Übungen beigebracht haben, die — angepaßt an Ihre individuelle Situation — Ihnen dabei helfen, sich ruhig und entspannt zu fühlen, haben Sie vielleicht Lust, eine kürzere Version der Entspannungsübung auszuprobieren. Gründlich eingeübt, läßt sie sich jederzeit einsetzen, um aufsteigende Verspannungsgefühle schon im Ansatz zu bekämpfen.

## Kurzübung zur rascheren Entspannung

- Nehmen Sie eine bequeme Sitzhaltung ein.

- Schütteln Sie Arme und Beine aus und lockern Sie noch einmal Ihre Position.

- Gehen Sie nun in Gedanken jeden Teil Ihres Körpers durch und spüren Sie, ob es irgendwelche Anzeichen von Verspannung gibt. Bei verspannten Körperteilen verweilen Sie und wenden die bereits beschriebenen Anspannungs/Entspannungsübungen an.

- Versuchen Sie, tief ein- und auszuatmen; zählen Sie dabei rückwärts: 3 — 2 — 1.

- Benutzen Sie jedesmal beim Ausatmen Ihren Schlüsselbegriff.

- Erinnern Sie sich an die angenehme Situation, die Sie sich bei der Übung „geistiges Sehen" ausgemalt haben. Schaffen Sie damit ein angenehmes Gefühl der Schwere und Wärme, das von Ihren Zehen bis zu Ihrem Kopf aufsteigt.

- Bleiben Sie noch eine Weile sitzen und spüren Sie den Unterschied.

Vielleicht haben Sie Angst, beim Üben irgendeinen wichtigen Schritt zu vergessen und können sich deshalb nicht vorbehaltlos auf die Übung konzentrieren? In diesem Fall kann es hilfreich sein, einen Freund oder eine Freundin zu bitten, eine Tonkassette mit den Übungsanweisungen für Sie zu besprechen. Natürlich können Sie sich auch selbst eine solche Kassette vorbereiten.

## Regelmäßiges Üben ist unerläßlich!

Auch wenn Sie die Entspannungsübungen längst beherrschen, ist es notwendig, sie immer wieder neu zu üben. Viele Menschen hören leider nach den ersten Erfolgserlebnissen mit dem Üben auf, weil sie es für überflüssig halten. Sollten Sie daher einmal aus der Übung geraten sein, fangen Sie einfach noch einmal mit der längeren Entspannungsübung an und bauen das Ganze von vorne auf. Da Ihnen die Technik ja bereits vertraut ist, werden Sie dazu wahrscheinlich weniger Zeit benötigen. Wie beim Auto- oder Fahrradfahren ist es jedoch besser, wenn man ständig in Übung bleibt, obgleich es sich um Fähigkeiten handelt, die sich schnell wiedererlernen lassen. Sie brauchen also nicht noch einmal „bei Null" anzufangen.

## Entspannungsübungen als Teil des täglichen Lebens

Ziel aller Übungen ist es, eine praktische Methode zu entwickeln, mit deren Hilfe Sie sich auch dann entspannen können, wenn Sie gerade unterwegs oder beschäftigt sind. Auf diese Weise können Sie nämlich der Verspannung vorbeugen und bestimmte Situationen bewältigen, die Sie sich heute vielleicht noch nicht zutrauen. Um dieses Ziel zu erreichen, müssen Sie allerdings so lange üben, bis Sie die Technik aus dem Effeff beherrschen. Am Ende sollten Sie in der Lage sein, sich mit Hilfe der erlernten Technik innerhalb von einer oder zwei Sekunden zu entspannen. Sie brauchen dann nur noch Ihren Schlüsselbegriff einzusetzen und langsam und tief zu atmen, um die gewünschte Entspannungsreaktion herbeizuführen. Diese Fähigkeit kann Ihnen überall von Nutzen sein — beim Zahnarzt oder an der Bushaltestelle ebenso wie bei einem Gefühl allgemeiner Hektik und Aufregung.

---

*John stellte fest, daß sein Schmerz schlimmer wurde, wenn er sich Sorgen machte oder aufgeregt war, doch er wußte nicht, wie er die Aufregung bekämpfen oder seine Sorgen beiseite schieben sollte.*
*Er belegte einen Kurs für Entspannungsübungen und lernte mit der Zeit, die allerfrühesten Anzeichen der Aufregung bei sich selbst wahrzunehmen. Zuerst dachte er, die frühesten Anzeichen seien ein verkrampfter Magen und schwitzige Hände. Doch je besser er die Entspannungstechniken beherrschte, desto klarer erkannte er, daß seine Verspannung sich bereits vorher bemerkbar machte, und zwar durch das Zusammenbeißen der Kiefer und einen schnelleren Puls. Nachdem er einmal gelernt hatte, diese frühesten Anzeichen der Verspannung zu deuten, konnte er auch besser mit den Situationen umgehen, die ihn in Aufregung versetzten. Er konnte ihnen entweder bewußt aus dem Weg gehen oder ihnen mit einem ruhigeren Gefühl entgegensehen.*

---

Wenn Sie einmal das Stadium erreicht haben, in dem Sie die erlernten Entspannungstechniken fast automatisch einsetzen, werden Sie die frühesten Anzeichen Ihrer Verspannung immer deutlicher erkennen. Und je früher Sie Ihre Entspannungsübung einsetzen können, desto kleiner ist die Verspannung, die Sie bekämpfen müssen.

Zuerst werden Ihnen diese Übungen vielleicht etwas lächerlich oder aufgesetzt vorkommen, doch sie sind die Mühe wert, und mit der Zeit werden Sie sie als immer natürlicher empfinden. Denken Sie daran, daß das Ziel all dieser Mühe darin besteht, für ganz alltägliche Situationen, die für Sie im Moment vielleicht noch sehr anstrengend sind, zum Beispiel eine Busfahrt oder ein ausführlicher Einkaufsbummel, ein Mittel parat zu haben, um die Verspannung — und damit auch den Schmerz — möglichst gering zu halten. Sie werden sich sehr viel besser fühlen, wenn Sie entspannt an diese Situationen herangehen können.

Inzwischen haben Sie eine recht genaue Vorstellung davon gewonnen, wodurch bei Ihnen Verspannung hervorgerufen wird, und Sie haben einige Möglichkeiten kennengelernt, diese Verspannung zu vermindern. Damit haben Sie vielleicht in manchen Situationen auch den Schmerz etwas mindern können; dennoch werden Sie festgestellt haben, daß viele Ihrer täglichen Aktivitäten Ihnen immer noch Schmerzen bereiten. Der nächste Teil unseres Programms ist daher der entscheidende. Er setzt voraus, daß Sie all das Wissen, das Sie bis jetzt gewonnen haben, dafür einsetzen, einen neuen, befriedigenderen Lebensstil zu entwickeln.

# 5. Veränderungen einleiten: Aktivitäten entfalten

- Was hat Sie bisher davon abgehalten, bestimmte Dinge zu unternehmen?
- Wissen, wann man aufhören muß
- Über Aktivitäten Buch führen
- Sich Ziele setzen
- Durch Ausprobieren die Lösung finden
- Die eigenen Grenzen akzeptieren

Es ist nun an der Zeit, einmal Bilanz zu ziehen und sich zu fragen, wie Ihre Schmerzen ganz direkt Ihr tägliches Leben beeinflussen. Nehmen Sie sich dafür einige Stunden Zeit, sorgen Sie dafür, daß Sie nicht von außen gestört werden und stellen Sie in aller Ruhe eine Liste mit Antworten auf die folgenden Fragen zusammen:

1) Welche Aktivitäten habe ich aufgegeben, seitdem ich Schmerzen habe?

2) Welche dieser Aktivitäten würde ich heute gern wieder verfolgen können?

3) Welche neuen Aktivitäten würde ich in Zukunft gern entfalten?

4) Weshalb mache ich eigentlich nicht mehr so viel wie früher?

Die letzte Frage ist die schwierigste. Sie erfordert eine ehrliche Gewissensprüfung, denn Sie müssen jetzt zwischen jenen Aktivitäten unterscheiden, die Sie wegen des Schmerzes aufgegeben haben, und jenen, die Sie körperlich tatsächlich nicht mehr bewältigen können.

Bei der Beantwortung dieses letzten Punktes können die folgenden Fragen hilfreich sein:

- Ist es wirklich nur der Schmerz, der mich davon abhält, bestimmte Dinge zu tun?

- Habe ich Angst, daß der Schmerz dadurch schlimmer wird?

- Gehe ich vielleicht deshalb nicht mehr so gerne aus, weil ich mein Selbstvertrauen verloren habe?
- Habe ich ein Teil meiner Willenskraft oder Energie verloren?
- Hängt dieser Verlust nur mit dem Schmerz zusammen, oder gibt es andere Dinge in meinem Leben, die mich herunterziehen?
- Benutze ich den Schmerz manchmal als Ausrede, um etwas nicht tun zu müssen, das ich schon immer ungern getan habe?
- Gäbe es die Möglichkeit, mehr zu unternehmen?
- Liegt es am mangelnden Angebot oder daran, daß ich nicht weiß, was ich unternehmen soll, oder niemanden kenne, der mit mir geht?

**Soll ich aufhören, wenn es wehtut?**

Recht viele Schmerzpatienten, die wir im Laufe der Jahre kennengelernt haben, nannten die Angst davor, daß der Schmerz sich verschlimmern könnte, als Hauptgrund für ihre mangelnden Aktivitäten. Diese Angst ist in gewisser Weise verständlich, denn wer hat schon Lust, etwas zu unternehmen, wenn er dafür mit stärkeren Schmerzen „bezahlen" muß? Oft werden wir deshalb gefragt: „Soll ich aufhören, wenn es wehtut?"

Wenn Sie sich in der Behandlung eines Arzt befinden, dem Sie vertrauen und mit dem Sie Ihr Vorhaben besprechen können, raten wir Ihnen, sich von seinen Ratschlägen leiten zu lassen. Auf diese Weise können Sie alle Aktivitäten vermeiden, von denen Ihr Arzt meint, daß Sie Ihnen schaden könnten. Wenn Sie aber unser Programm allein ausprobieren wollen, sollten Sie weiterhin alle wichtigen Veränderungen, die Ihren Schmerz oder Ihr Wohlbefinden betreffen, sorgfältig notieren. Wenn Sie sichergehen wollen, daß Sie sich keinen Schaden zufügen, können Sie Ihre Aufzeichnungen später mit Ihrem Arzt besprechen.

Dem Schmerz jedoch völlig nachzugeben, heißt, immer weniger zu unternehmen, immer weniger Lust zu verspüren, einmal auszugehen, sich mit Freunden zu treffen oder Dinge zu tun, die Sie früher gern getan haben.

Eine Verabredung abzusagen oder einen geplanten Telefonanruf bei Freunden zu verschieben, ist für Menschen, die nur gelegentlich einmal unter Kopfschmerzen oder Menstruationsbeschwerden leiden, nicht weiter tragisch. Doch für diejenigen, die häufig oder gar ständig unter Schmerzen leiden, kann diese Reaktion eine gefährliche Entwicklung einleiten.

Der Verlust eines spontanen und aktiven Lebensstils stellt denn auch eines der größten Probleme von Schmerzpatienten dar; das Leben wird deprimierend und einsam. Gleichzeitig entsteht ein Gefühl der Hoffnungslosigkeit und Isolation. Der Schmerz rückt unweigerlich in den Mittelpunkt, wenn es weniger zu tun gibt, und das tägliche Leben wird immer beschränkter. Für manche Menschen bestehen diese Gefühle jahrelang, und die eigene Beweglichkeit beschränkt sich schließlich auf einige wenige Schritte. Zornig und verbittert warten sie immer noch auf eine Wunderheilung.

Diese Einstellung müssen Sie unbedingt überwinden. Sie machen sich damit kränker, als Sie es sein müßten. Und auf lange Sicht gesehen führt diese Einstellung dazu, daß Sie mit Ihrem Leben nicht mehr zurechtkommen.

## Führen Sie Buch über Ihre Aktivitäten!

### Ist es wirklich der Schmerz, der Sie davon abhält, aktiv zu werden?

Mit Hilfe der Aufzeichnungen, die Sie in dieser Woche machen werden, können Sie überprüfen, wie weit Sie Ihre Aktivitäten aus Angst vor auftretenden Schmerzen einschränken. Diese Angst kann ebenso lähmend sein wie der Schmerz selbst. Doch die generelle Beschränkung Ihrer Aktivitäten ist nicht unbedingt der vernünftigste Weg, mit diesem Problem fertig zu werden. Statt dessen sollten Sie versuchen, ein möglichst genaues Bild davon zu bekommen, wie die verschiedensten Aktivitäten sich jeweils auf Ihren Schmerz auswirken. Auf diese Weise können Sie Wege finden, Ihren Schmerz zu „überlisten" und trotz des Schmerzes aktiv zu bleiben.

Die Aufzeichnungen, zu denen wir Sie in Kapitel 3 angeregt haben, konnten Ihnen vielleicht schon ein Bild davon vermitteln, welche Art von körperlicher Anstrengung sich auf Ihren Schmerz ungünstig auswirken kann. Auch wenn Sie meinen, über diese Zusammenhänge schon längst Bescheid zu wissen, kann es erfahrungsgemäß sehr hilfreich sein, wenn Sie sich notieren, was Sie vor einer Phase stärkerer Schmerzzustände getan haben, denn manchmal setzt die Wirkung erst sehr verspätet ein.

*Peter fand heraus, daß seine Rückenschmerzen regelmäßig sehr viel schlimmer wurden, nachdem er in der Grundschule, in der er unterrichtete, Kinderzeichnungen im Klassenraum aufgehängt hatte. Der Schmerz setzte nicht sofort ein, doch wenn er am Abend darauf entspannt im Sessel saß, merkte er, wie sein Rücken immer steifer wurde. Am nächsten Tag hatte er so starke Schmerzen, daß er im Bett bleiben mußte. Erst durch aufmerksame Beobachtungen über mehrere Wochen hinweg kam er der Quelle der Verschlimmerung auf die Spur: beim Aufhängen der Bilder mußte er sich weit nach oben strecken und gleichzeitig die Reißzwecken in die Wand drücken. Nun übernahm Peter für einen Kollegen die Pausenaufsicht, und der Kollege hing für ihn die Bilder auf. Auf diese Weise verminderte Peter eine der wichtigsten Quellen seines Schmerzes.*

Falls Sie das Gefühl haben, daß eigentlich alles, was Sie tun, Schmerzen verursacht, sollten Sie anfangen, täglich über Ihre Aktivitäten Buch zu führen. Im folgenden sehen Sie ein Beispiel für ein Aktivitätentagebuch. Darin wird alle zwei Stunden die Stärke des Schmerzes und die jeweilige Aktivität festgehalten.

## Aktivitätentagebuch

| Tag/Zeit | Schmerz (0–5) | Was habe ich während der letzten zwei Stunden getan? |
|---|---|---|
| **8 Uhr** | *0* | *Geschlafen* |
| **10 Uhr** | *1* | *Mit dem Auto gefahren/eingekauft* |
| **12 Uhr** | *3* | *Hausarbeit/gekocht* |
| **14 Uhr** | *0* | *Ausgeruht* |

# Was habe ich in der vierten Woche gelernt?

Wenn Sie diese Informationen sieben Tage lang gesammelt haben, sollten Sie einiges über die Wechselbeziehung zwischen Ihrem Schmerz und Ihren jeweiligen Beschäftigungen erfahren haben. Sie werden erkennen, daß einige Auswirkungen erst mehrere Stunden später auftreten, und daß bestimmte Aktivitäten wahrscheinlich stärkere Schmerzen nach sich ziehen als andere. Diese Erkenntnisse werden Ihnen äußerst nützlich sein, wenn es darum geht, Ihren Schmerz in den Griff zu bekommen, denn Sie werden jetzt in der Lage sein, leichter zu erkennen, welche Aktivitäten für Sie völlig „ungefährlich" sind und welche Sie vermeiden oder nur ganz vorsichtig angehen sollten. Natürlich können und sollen Sie nicht alle Aktivitäten, die Schmerzen verursachen, völlig fallenlassen — doch jetzt können Sie bewußt ein langsameres Tempo wählen, sich öfter zwischendurch ausruhen oder vielleicht vorher Ihre Entspannungsübungen anwenden.

Olive stellte fest, daß für sie einige Aktivitäten problematisch waren, zum Beispiel Staubsaugen oder Autofahren, viele andere jedoch keinerlei Probleme aufwarfen, zum Beispiel Fernsehen oder Kochen. Ein Auszug aus Ihren Aufzeichnungen zeigte folgendes Bild:

## Olives Aktivitätentagebuch

| Tag/Zeit Mi | Schmerz (0–5) | Verspannung (0–5) | Was habe ich während der letzten beiden Stunden getan? |
|---|---|---|---|
| 8–10 | 4 | 3 | Staubgesaugt, Hausarbeit |
| 10–12 | 3/4 | 2 | Ausgeruht |
| 12–14 | 2 | 1 | Einkaufsbummel |
| 14–16 | 2 | 1 | Kinder von der Schule abgeholt |
| 16–18 | 2 | 0 | Tee getrunken, ferngesehen |
| 18–20 | 4 | 3 | Verwandte angerufen |

Olive hat zusätzlich auch über ihre Verspannung Buch geführt, da sie festgestellt hatte, daß bei ihr allein der Gedanke an bestimmte Tätigkeiten Verspannungen hervorrief und ihren Schmerz verschlimmerte. Wenn Sie nun damit beginnen, Ihre Aktivitäten weiter auszubauen, ist es ganz besonders wichtig, daß auch Sie Ihre Verspannung genau beobachten, denn es kann durchaus sein, daß es gar nicht so sehr der Schmerz ist, sondern die Verspannung, die Sie davon abhält, aktiver zu leben.

Um Ihnen die Aufzeichnung zu erleichtern, haben wir auf den folgenden Seiten sieben Tabellen abgedruckt, die Sie nun in der vierten Woche ausfüllen können.

| Tag/Zeit | Schmerz (0–5) | Verspannung (0–5) | Was habe ich während der letzten beiden Stunden getan? |
|---|---|---|---|
|  |  |  |  |

| Tag/Zeit | Schmerz (0–5) | Verspannung (0–5) | Was habe ich während der letzten beiden Stunden getan? |
|---|---|---|---|
|  |  |  |  |

| Tag/Zeit | Schmerz (0–5) | Verspannung (0–5) | Was habe ich während der letzten beiden Stunden getan? |
|---|---|---|---|
|  |  |  |  |

| Tag/Zeit | Schmerz (0–5) | Verspannung (0–5) | Was habe ich während der letzten beiden Stunden getan? |
|---|---|---|---|
|  |  |  |  |

| Tag/Zeit | Schmerz (0–5) | Verspannung (0–5) | Was habe ich während der letzten beiden Stunden getan? |
|---|---|---|---|
|  |  |  |  |

| Tag/Zeit | Schmerz (0–5) | Verspannung (0–5) | Was habe ich während der letzten beiden Stunden getan? |
|---|---|---|---|
|  |  |  |  |

| Tag/Zeit | Schmerz (0–5) | Verspannung (0–5) | Was habe ich während der letzten beiden Stunden getan? |
|---|---|---|---|
|  |  |  |  |

# Veränderungen ins Auge fassen

Nachdem Sie sich nun ein Bild davon gemacht haben, welche Aktivitäten Sie ausprobieren wollen — und nachdem Sie durch Ihre regelmäßigen Aufzeichnungen herausgefunden haben, welche Tätigkeiten Sie ohne große Belastung ausführen können —, sieht ihre Situation sehr viel besser aus als noch vor wenigen Wochen. Der erste Schritt zu einem aktiveren Leben besteht nun darin, ein individuelles Programm zu entwerfen.

## Sich selbst Ziele setzen

Setzen Sie sich für jeden Tag festumrissene Ziele. Es können kleine oder große Ziele sein — es kommt ganz darauf an, wie gut Ihre persönliche Kondition ist und wieviel Sie verkraften können.

Das Wort „Programm" läßt bereits darauf schließen, daß Sie Ihre Ziele systematisch verfolgen sollen. In einem Tempo, das Ihrer individuellen Situation angemessen ist, sollen Sie die gewählten Ziele dann allmählich immer weiter ausbauen. Dabei müssen Sie Ihr eigenes Tempo so wählen, daß Sie einerseits Erfolge spüren, Ihren Schmerz andererseits nicht übermäßig verschlimmern.

Auf jeden Fall sollten Sie mit den Aktivitäten beginnen, die Ihnen am wenigsten Schmerzen bereiten. Und Sie sollten sie zunächst auch auf die schmerzfreiesten Tageszeiten legen, weil dann der Erfolg am wahrscheinlichsten ist. Schauen Sie sich noch einmal Ihre Aufzeichnungen darüber an, wie sich Ihr Schmerz im Laufe des Tages entwickelt (Schmerzkurve). Dann ordnen Sie bestimmte Aktivitäten bestimmten Tageszeiten zu. (Wenn Sie zum Beispiel zu den Schmerzpatienten gehören, die sich morgens am schlechtesten fühlen und während des Tages allmählich schmerzfreier werden, legen Sie Ihren Spaziergang auf den Nachmittag oder Abend.)

Ihre Ziele müssen ganz genau festgelegt sein. Nur so sind Sie in der Lage, Ihren Erfolg zu messen. Außerdem können Sie dann später, falls die Schmerzen schlimmer geworden sind, besser überprüfen, ob Sie vielleicht doch zu schnell vorgegangen sind.

Wie unterschiedlich die aufgestellten Ziele je nach Grad der jeweiligen Behinderung sein können, soll Ihnen die folgende Liste verdeutlichen:

— Jeden Tag 10/20/30 Schritte gehen.

— Jeden Tag 5/10/15–60 Minuten gehen.

- Bis zum Ende der Straße/des Stadtteils/des Dorfes gehen.
- 5/10/60 Minuten lang im Garten arbeiten.
- Kaffee kochen/ eine Suppe aufwärmen.
- Die Kartoffeln fürs Essen zubereiten.
- Eine Mahlzeit zubereiten.
- Jeden Tag ein wenig Dame/ Karten/ Bowling spielen.

**Sich persönliche Ziele setzen**

**Notieren Sie Ihre eigenen Ziele für den morgigen Tag:**...........
..................................................................
..................................................................
..................................................................
..................................................................
..................................................................

Setzen Sie sich für jeden Tag ganz genau abgesteckte Ziele. Später können Sie dann zusätzlich notieren, wie sich Ihr Schmerz entwickelt hat und wie Sie die Übung empfunden haben. Im folgenden sehen Sie ein Beispiel für ein ausgefülltes Zieltagebuch:

## Zieltagebuch

| Tag | Ziel | Schmerz (0–5) | Bemerkungen |
|---|---|---|---|
| Mo | Spaziergang 5 Min. | 4 | Vielleicht zu schnell. Langsamer gehen. |
| Di | Spaziergang 5 Min. | 3 | Langsamer geht es besser. |
| Mi | Spaziergang 5 Min. | 3 | Nicht schlecht! |
| Do | Spaziergang 5 Min. | 1 | Sehr gut. Morgen 10 Min. versuchen. |
| Fr | Spaziergang 10 Min. | 3 | Besser als erwartet. Müde. Vielleicht zu schnell gegangen. |
| Sa | Spaziergang 10 Min . | 3 | Langsamer gehen! |
| So | Spaziergang 10 Min. | 2 | Es hat länger gedauert, aber es hat sich gelohnt. |

# Durch Ausprobieren zur Lösung finden

In dieser Phase des Ausprobierens werden Sie bald wertvolle Informationen darüber bekommen, welche Übungen Sie weiter ausbauen können und welche für Sie besser oder schlechter geeignet sind. Natürlich können Sie weder den Schmerz noch die Tatsache ignorieren, daß Ihre körperlichen Fähigkeiten möglicherweise beschränkt sind. Diese Grenzen müssen Sie bewußt wahrnehmen, denn wenn Sie versuchen, sie zu ignorieren, gehen Sie das Risiko ein, sich über Gebühr zu belasten und dadurch die Schmerzen zu verschlimmern. Auf keinen Fall ist es ratsam, sich blind in irgendwelche Aktivitäten zu stürzen. Wenn Sie sich ein Ziel gesetzt haben und nach dem Versuch, es zu erfüllen, starke Schmerzen bekommen, deutet dies darauf hin, daß Sie sich wahrscheinlich übernommen haben. Sie sollten ein ausgewogenes Programm anstreben, in dem Sie Ihre neuen Aktivitäten so einteilen, daß Sie allmählich Fortschritte machen können, ohne die Schmerzen allzu sehr zu verschlimmern. Eines müssen Sie dabei bedenken: Je passiver Sie in der Vergangenheit waren, um so stärker wird der Schmerz sein, wenn Sie versuchen, wieder aktiv zu werden.

Dieser Rat mag etwas verwirrend klingen. Aber es ist eine Tatsache, daß Sie kurzfristig ein wenig stärkere Schmerzen haben werden, wenn Sie versuchen, neue Aktivitäten zu entfalten und zu einem aktiveren Leben zurückzufinden. Damit müssen Sie rechnen. Nur wenn der Schmerz sehr viel stärker wird, wenn die Verschlechterung andauert oder Sie das Gefühl haben, daß der Schmerz sich grundlegend verändert hat, bedeutet dies, daß Sie sich entweder übernommen oder mit der falschen Aktivität begonnen haben. Zunächst werden leider alle Veränderungen ein leichtes Ansteigen des Schmerzes zur Folge haben — doch langfristig gesehen wird sich der Einsatz lohnen.

*John zögerte lange, ehe er wieder mit dem Schwimmen begann. Trotz eines sehr vorsichtigen ersten Versuches fühlte er sich für den Rest des Tages steif und litt unter ziemlich starken Schmerzen. Nach zwei oder drei Wochen regelmäßigen Übens jedoch fühlte er sich viel elastischer, und seine Beine waren schon wieder recht kräftig geworden.*
*Obgleich er sich unmittelbar nach dem Schwimmen steifer fühlte, war er sehr froh, seine allgemeine Kondition gesteigert zu haben. Er hatte das Gefühl, wirklich ein großes Stück vorangekommen zu sein.*

## Grün — Gelb — Rot

Wenn Sie einige Wochen lang versucht haben, sich bestimmte Ziele zu setzen und zu erfüllen und dabei Ihr eigenes Tempo gefunden haben, sollten Sie allmählich eine recht genau Vorstellung davon gewonnen haben, welche Aktivitäten für Sie problemlos sind, welche erträgliche Probleme aufwerfen und welche Sie möglichst vermeiden sollten. Entsprechend den Farben einer Verkehrsampel, können wir diese Aktivitäten den Farben GRÜN, GELB oder ROT zuordnen. In der folgenden Tabelle können Sie Ihre Aktivitäten in die entsprechenden Spalten einordnen. Diese Einteilung wird Ihnen als Erinnerungsstütze dienen. Falls Sie sich einmal übernehmen oder gar dabei ertappen, Ausreden für Ihre Passivität zu finden, können Sie dank dieser Tabelle den Schuldigen leicht ausmachen.

| GRÜN (Unbedenkliche Aktivitäten) | GELB (Langsam angehen) | ROT (Möglichst vermeiden) |
|---|---|---|
|  |  |  |

## Die Wippe

Es ist ganz besonders wichtig, jedes Ihrer Ziele langsam anzugehen und eine ruhige, positive Einstellung zu behalten. Hüten Sie sich vor der Tendenz, Mißerfolge zu dramatisieren. Versuchen Sie, nicht ungeduldig zu werden, wenn der Schmerz einfach nicht nachlassen will. Versuchen Sie, nicht gleich völlig aufzugeben. Das Dramatisieren hilft Ihnen nicht weiter — im Gegenteil, es führt zu einem verhängnisvollen Wechselspiel: an einem Tag übernehmen Sie sich, am anderen tun Sie fast gar nichts. Es ist ein Gefühl, als würden Sie vom einen Ende einer Wippe zum anderen geschleudert: einmal unten, einmal oben, doch niemals im Gleichgewicht.

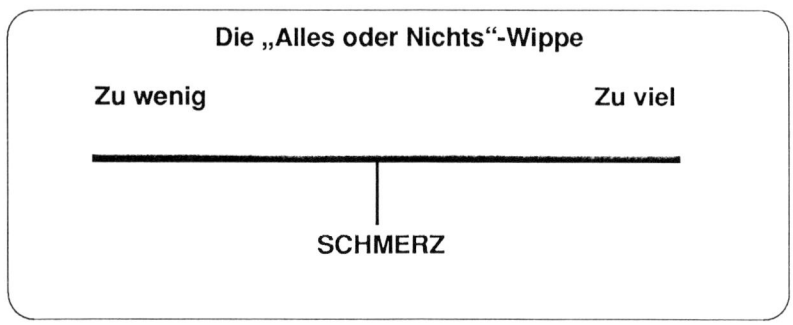

Versuchen Sie, sich daran zu erinnern, wann Sie sich das letzte Mal so gefühlt haben. Was haben Sie am fraglichen Tag getan? Zu welcher Seite der Wippe gehörten Ihre damaligen Aktivitäten? Tragen Sie sie im obigen Schaubild auf der entsprechenden Seite ein und überlegen Sie dann, ob Sie eher zu den „Übertreibern" oder den „Untertreibern" gehören oder ob Sie eher zwischen den beiden Extremen zu schwanken scheinen.

Der Unterschied zwischen positiver und negativer Einstellung ist bei unseren Patienten meist sehr leicht erkennbar. Wer positiv denkt, leidet oft sehr viel weniger als der, der resigniert und meint, er könne sowieso nur wenig tun, um sein Leben in den Griff zu bekommen. Hier sind einige typische Aussagen, die den Unterschied zwischen positiver und negativer Betrachtungsweise deutlich machen:

| *Positive Aussagen* | *Negative Aussagen* |
|---|---|
| „Schritt für Schritt werde ich das Problem schon bewältigen." | „Warum muß ausgerechnet mir so etwas passieren? Das ist wirklich unfair. Wo ich doch immer so gewissenhaft auf meine Gesundheit geachtet habe." |
| „Ich weiß, ich werde es schaffen, wenn ich die Sache nur langsam angehe." | „Was hat das schon für einen Zweck? Mit ein paar Übungen wird man den Schmerz doch nicht los." |
| „Alles in allem komme ich ganz gut zurecht." | „Ich gehe lieber nicht aus. Wahrscheinlich werde ich nämlich doch nicht durchhalten, und dann falle ich den anderen nur zur Last." |

Schauen Sie sich jetzt noch einmal die Dinge an, die Sie in das Schaubild mit der Wippe eingetragen haben, und versuchen Sie, sich zu erinnern, welche Art von Aussage Ihnen damals durch den Kopf gegangen ist. Wahrscheinlich werden Sie merken, daß Ihre Gedanken an den Tagen, an denen Sie sich an einem der extremen Enden der Wippe befanden, eher negativen Charakter hatten. An den Tagen jedoch, an denen Sie sich gut fühlten und ein stetiges, zu bewältigendes Tempo anschlugen, Sie sich also in der Mitte der Wippe befanden, waren Ihre Gedanken eher positiver Natur.

Folglich lassen sich die Voraussetzungen eines erfolgreichen Programmes zur Steigerung Ihrer Aktivität folgendermaßen zusammenfassen:

— Schlagen Sie ein langsames, gleichmäßiges Tempo an.

— Lernen Sie die eigenen Grenzen kennen.

— Denken Sie positiv und versuchen Sie, ruhig zu bleiben.

Je weiter Sie in Ihrem persönlichen Programm voranschreiten, desto stärker und gesünder werden Sie sich fühlen. Und was noch viel wichtiger ist: Während Sie wieder aktiver werden und immer interessantere Unternehmungen in Angriff nehmen, wird sich bei Ihnen auch das Gefühl einstellen, die Dinge wieder in den Griff zu bekommen.

## Die eigenen Grenzen akzeptieren

In diesem Kapitel haben wir beschrieben, wie Sie Ihre Grenzen bei körperlichen Aktivitäten systematisch ausdehnen können. Für einige von Ihnen wird es jedoch immer ernsthafte Beschränkungen geben; sie müssen akzeptieren, daß sie „behindert" sind. Der Verlust der vollen Leistungskraft kann große Trauer auslösen, und wahrscheinlich kann nur der Trauernde selbst dies voll und ganz verstehen.

Die enormen Leistungen vieler stark behinderter Menschen jedoch belegen die Tatsache, daß körperliche Behinderung nicht bedeuten muß, daß man auch als Mensch völlig behindert ist. Dennoch begegnen wir bei unserer Arbeit immer wieder Menschen, die durch ihre jahrelangen Schmerzen sowohl in sozialer und emotionaler als auch in intellektueller Hinsicht zu „Behinderten" geworden sind. Es ist verständlicherweise sehr, sehr schwer zu akzeptieren, daß Ihr Körper nicht mehr so gut funktioniert wie früher, und niemand kann Ihnen diese schwere Aufgabe abnehmen. Doch es ist eine Aufgabe, der Sie sich unbedingt stellen müssen. Nur so können Sie sich von der Resignation befreien und eine neue Zukunft aufbauen.

Wenn Sie behindert sind, müssen Sie nach Möglichkeiten suchen, trotz Ihrer Behinderung im Alltag zurechtzukommen. Vielleicht lassen sich Ihre täglichen Pflichten (z.B. Betten machen, staubsaugen, heben, Schreibmaschine schreiben, usw.) so organisieren, daß sie Ihnen weniger Probleme bereiten. Auch Veränderungen in Ihrer unmittelbaren Umgebung (z.B. Sitzgelegenheiten, Heizung, Geländer, Betthöhe, usw.) können Ihnen den Alltag erleichtern. Beschäftigungstherapeuten, die es sicherlich auch an Ihrer Klinik gibt, können Sie in diesen Fragen beraten (siehe auch Adressenliste).

Auch die Suche nach neuen Hobbys und Interessen kann Bestandteil einer neuen Lebensplanung sein. Ruth, eine 63jährige pensionierte Lehrerin zum Beispiel hat ihren Lebensstil der Behinderung angepaßt und führt dennoch ein interessantes, erfülltes Leben.

*„Ich muß jetzt langsamer gehen, und an den Ausflügen des Wandervereins kann ich leider nicht mehr teilnehmen. Trotzdem mache ich regelmäßig Spaziergänge auf ebener Strecke, weil das meinem Rücken guttut. Im Sitzen und im Liegen ist der Schmerz am stärksten. Ich gehe mehrmals am Tag einkaufen, damit ich nicht so viel auf einmal schleppen muß, und wenn ich im Haushalt etwas Schwieriges zu erledigen habe, z.B. die Matratzen umdrehen muß, bitte ich meine Nachbarin um Hilfe. Dafür bringe ich ihr dann beim nächsten Mal etwas vom Einkaufen mit. Bei der Volkshochschule habe ich gerade einen Kurs über die Geschichte unserer Gegend belegt. Der Kurs macht mir sehr viel Spaß. Die Kursteilnehmer sind alle nett und haben den größten Teil ihres Lebens hier in der Gegend verbracht. Ihnen scheint es nichts auszumachen, wenn ich alle paar Minuten aufstehe, um mir die Beine zu vertreten."*

Wenn Sie plötzlich feststellen, daß Sie durch Ihre körperliche Behinderung von bestimmten Aktivitäten ausgeschlossen sind, kann das Lücken in Ihr Leben reißen, von denen Sie glauben, sie nie wieder füllen zu können. Doch bedenken Sie: So sehr Sie sich körperlich vielleicht auch beschränken müssen, aus Ihren intellektuellen Fähigkeiten und zwischenmenschlichen Bindungen können Sie immer noch das Beste machen. Es erfordert etwas Phantasie und viel Beharrlichkeit, die entstandenen Lücken zu schließen, doch grundsätzlich ist alles möglich — wenn Sie nur fest dazu entschlossen sind. Vielleicht werden Sie beim Ausprobieren neuer Aktivitäten sogar einige völlig neue Seiten an sich entdecken.

# 6. Wie man erfolgreich mit Ärzten umgeht

- Klare Informationen bekommen
- Die richtigen Fragen stellen
- Welche Behandlungsmöglichkeiten gibt es?
- Kosten und Nutzen abwägen

Erschreckend viele Menschen sind durch ihre Erfahrungen von der Medizin enttäuscht. Einige fühlen sich von den Ärzten, die sie nicht heilen konnten, im Stich gelassen, andere haben das Gefühl, mit ihrem Schmerz allein gelassen zu werden. Am häufigsten klagen Schmerzpatienten über die Schwierigkeit, von den Ärzten klare Informationen zu bekommen.

Wäre unsere Welt ideal, würden die Ärzte natürlich all ihr Wissen mit den Patienten teilen, sich ihnen gegenüber mitfühlend und ehrlich verhalten und sie allesamt von ihren Schmerzen befreien. In Wirklichkeit jedoch ist der Schmerz für die Mediziner oft ein ebenso großes Rätsel wie für die Patienten. Die Begrenztheit ihres Wissens stellt für viele Ärzte ein großes Problem dar.

Ärzte sind Menschen wie wir alle. Sie geben sich manchmal nicht genug Mühe, die Fragen ihrer Patienten ausführlich zu beantworten. Oft sind sie aber vielleicht auch mit sich selbst unzufrieden und enttäuscht darüber, daß sie einem Patienten nicht helfen konnten. Zum Anfang der Behandlung strahlt der Arzt noch Optimismus aus, doch wenn es dem Patienten auch nach mehreren Behandlungsversuchen nicht besser geht, treten Enttäuschung und Frustration in den Vordergrund.

In diesem Kapitel wollen wir Ihnen dabei helfen, aus Ihren Arztbesuchen das Beste zu machen. Die behandelten Themen beruhen auf einer in England durchgeführten Umfrage unter Schmerzpatienten. Aus dieser Umfrage wissen wir, daß Schmerzpatienten sich von ihren Ärzten klarere Informationen und größere menschliche Anteilnahme wünschen. Außerdem möchten sie über eine breitere Palette von Therapien informiert werden, über schulmedizinische ebenso wie über alternative Behandlungsmethoden.

# Klare Informationen bekommen

Die meisten Schmerzpatienten wünschen sich klarere Informationen. Sie wollen mehr über die Ursachen ihrer gesundheitlichen Probleme erfahren, wollen wissen, was ihnen fehlt und ob ihre Krankheit sich womöglich verschlimmern könnte. Sie wünschen sich auch Ratschläge darüber, wie sie besser mit ihrer Krankheit zurechtkommen können.

Ambulante Termine im Krankenhaus können jedoch mit zahlreichen Problemen befrachtet sein. Eine Patientin erzählte uns, wie enttäuschend ihre Klinikbesuche oft waren. Sie wollte wissen, was mit ihrem Rücken und ihren Beinen nicht in Ordnung war, und sie wollte vom Arzt erfahren, ob der Schmerz noch schlimmer werden könnte. Leider war die Fahrt zum Krankenhaus selbst sehr beschwerlich und unbequem. Endlich im Krankenhaus angekommen, mußte sie dann so lange warten, daß sie, als sie dem Arzt endlich gegenübersaß, ihre Fragen längst vergessen hatte. Sie machte gute Miene zum bösen Spiel, doch als sie wieder nach Hause kam, brach sie erst einmal in Tränen aus.

Diese Erfahrung ist weit verbreitet — aber es gibt Möglichkeiten, sie zu umgehen. Nehmen Sie das nächste Mal ein Mitglied ihrer Familie, einen Freund oder eine Freundin mit. Die Begleitperson ist nicht direkt von der Situation betroffen, ist daher auch nicht so aufgeregt und kann sich hinterher vielleicht besser an die Worte des Arztes erinnern, so daß sie zu Hause alles noch einmal in Ruhe besprechen können.

Eine andere Möglichkeit besteht darin, schon vorher eine Liste der Fragen aufzustellen, die Sie dem Arzt stellen wollen. Wählen Sie diese Fragen sorgfältig aus, denn wie Sie eine Frage stellen, bestimmt oft schon voraus, was Sie als Antwort bekommen werden.

Es kommt vor allem darauf an, Ihre Fragen klar und knapp zu formulieren. Wenn Sie sie auf einem Zettel notieren, lassen Sie gleich Platz genug für die Antworten. Dann können Sie sich während des Gesprächs Notizen machen und sich die Antworten des Arztes später noch einmal durch den Kopf gehen lassen.

Es kann aber auch sein, daß Ihr Arzt einige Fragen nicht beantworten will, weil er die Antwort schlicht und einfach nicht weiß.

Viele von uns stellen die Ärzte auf ein Podest und erwarten von ihnen, daß sie allwissend sind. Natürlich haben wir alle schon Ärzte kennengelernt, die sich so verhalten, als wüßten sie tatsächlich alles und stünden auf einem Podest. Aber die meisten Menschen — Ärzte eingeschlossen — sind guten Willens und durchaus bereit, ihr Wissen auch mit Ihnen zu teilen. Wahrscheinlich werden die Antworten Ihres Arztes jedoch selten so klar und eindeutig sein, wie Sie es sich gerne wünschen.

## Welche Art von Fragen man stellen sollte

Ärzte legen sich ungern fest; sie werden Ihnen in den meisten Fällen auch nicht mit Sicherheit sagen können, ob sich Ihre Krankheit verbessern oder verschlechtern wird. Sie denken in Kategorien der Wahrscheinlichkeit und sind eher bereit, eine wahrscheinliche Aussage zu treffen, als sich zwischen zwei eindeutigen Möglichkeiten zu entscheiden.

---

*Patient: Wird sich mein Zustand mit der Zeit verbessern?*
*Arzt: Ich würde sagen, die Chancen dafür sind ziemlich gering.*
*Patient: Wie gering?*
*Arzt: Nach meiner Erfahrung besteht bei weniger als 5 Prozent aller Patienten mit Ihrem Problem die Wahrscheinlichkeit, daß eine Besserung eintritt.*

---

Ebenso schwierig ist es, direkt nach dem Schmerz zu fragen.

---

*Patient: Wird der Schmerz sich verschlimmern?*
*Arzt: Vielleicht. Aber vielleicht haben Sie auch Glück.*

---

Wenn Sie Ihren Arzt nach Wahrscheinlichkeiten fragen, bekommen Sie womöglich eine klarere Antwort.

---

*Patient: Können Sie mir sagen, ob mein Schmerz wahrscheinlich schlimmer oder eher besser wird?*
*Arzt: Ich fürchte, es ist wahrscheinlicher, daß er schlimmer wird.*

---

Sie können auch andere Wahrscheinlichkeits-Fragen ausprobieren.

---

*Patient: Gibt es eine Behandlung, bei der eine gewisse Wahrscheinlichkeit besteht, daß sie mir helfen könnte?*
*Patient: Ist es wahrscheinlich, daß dieses Medikament Nebenwirkungen hat?*

---

Ärzte werden Ihnen selten ein definitives Ja oder Nein zur Antwort geben. Sie beantworten lieber Fragen, die vorsichtig formuliert sind.

63

Das Ergebnis ist weniger eindeutig für Sie, aber auf diese Weise ist es wahrscheinlicher, daß Sie überhaupt eine Antwort bekommen.

## Sich auf den Arztbesuch vorbereiten

Auch die folgenden Vorschläge sollen Ihnen dabei helfen, von Ihrem Arzt klarere Informationen zu bekommen. Vielleicht haben Sie einiges davon schon ausprobiert und dabei keinen Erfolg gehabt, doch geben Sie bitte nicht auf. Es kann sein, daß Sie schwierige oder unbeantwortbare Fragen gestellt haben. Vielleicht hat man Ihnen aber auch Antworten gegeben, die Sie nicht hören wollten. Probieren Sie folgendes:

1) Gehen Sie zu einem Arzt, dem Sie wirklich vertrauen.

2) Bereiten Sie Ihre Fragen zu Hause vor. Dann können Sie viel entspannter zum Arzttermin gehen und brauchen keine Angst zu haben, vor lauter Aufregung eine wichtige Frage zu vergessen. Konzentration und Gedächtnis lassen nach, wenn man nervös und angespannt ist. Machen Sie es sich also leichter und bereiten Sie sich zu Hause vor. Später können Sie Ihre Notizen dann noch einmal durchgehen und mit Ihrer Familie oder mit Ihren Freunden darüber diskutieren.

3) Haben Sie keine Angst, Fragen zu stellen. Nehmen Sie Ihre Fragenliste mit ins Sprechzimmer. Sie können dem Arzt sogar zum Anfang des Gesprächs eine Kopie davon geben. Nehmen Sie einen Notizblock mit, um sich die Antworten aufzuschreiben. Suchen Sie sich eine Begleitperson — Ihren Partner, Ihren Freund oder Ihre Tochter. Die andere Person kann sich hinterher vielleicht an mehr Einzelheiten erinnern.

4) Nehmen Sie die im Rahmen dieses Programms erstellten Aufzeichnungen mit in die Sprechstunde. Erläutern Sie Ihrem Arzt kurz die wichtigsten Schlußfolgerungen, die Sie aus Ihren Verspannungs-, Aktivitäten- und Schmerztagebüchern gezogen haben.

5) Wenn Sie bestimmte Worte und Begriffe nicht verstehen, bitten Sie den Arzt, sie Ihnen zu erklären.

## Dem Arzt eigene Beobachtungen mitteilen

Teilen Sie dem Arzt besonders solche Beobachtungen mit, die mit den Fragen in Verbindung stehen, die Sie ihm stellen wollen.

Die Aufzeichnungen im Rahmen dieses Programmes werden Ihnen geholfen haben, den Verlauf Ihrer Schmerzkurven und die Auswirkung bestimmter Aktivitäten auf Ihren Schmerz besser zu verstehen. Anhand dieser Aufzeichnungen können Sie auch überprüfen, ob Sie Ihre Medikamente zum richtigen Zeitpunkt einnehmen. Ihre Selbstbeobachtung kann darüber hinaus aber auch nützliche Informationen enthalten, die Sie selbst nicht unbedingt verstehen, die aber vielleicht Ihrem Arzt zu einer präziseren Diagnose verhelfen. Dabei kann zum Beispiel die Tageszeit eine Rolle spielen, zu der der Schmerz am schlimmsten ist, oder auch die Auswirkung bestimmter Medikamente auf Ihren Schmerz. Es kann also durchaus lohnend sein, den Arzt davon zu unterrichten, welche Aktivitäten Sie entfaltet haben, wann Sie Ihre Medikamente nehmen und wie sich beide auf den Schmerz auswirken.

Vielleicht haben Sie insgeheim immer noch Angst, an einer lebensbedrohlichen Krankheit zu leiden. Im Gespräch mit Ihrem Arzt bietet sich die Gelegenheit, noch einmal Sicherheit zu erlangen. Ein Beispiel für einen umfassenden Fragebogen, den Sie zum Arzttermin mitnehmen können, finden Sie am Ende dieses Kapitels. Hier zunächst noch einige Vorschläge für Fragen, die Sie Ihrem Arzt stellen könnten.

---

### Mögliche Fragen

— Können Sie mir den genauen Namen meiner Erkrankung nennen?

— Was ist Ihrer Meinung nach die Ursache meiner Erkrankung?

— Warum zieht der Schmerz bis hinunter ins linke Bein?

— Ist es wahrscheinlich, daß der Schmerz besser wird, wenn ich aufhöre, als Raumpflegerin zu arbeiten?

— Gibt es irgendeine Operation, die mir helfen könnte?

— Ist es wahrscheinlich, daß es schlimmer wird, wenn ich noch ein Kind bekomme?

— Ist es wahrscheinlich, daß es besser wird, wenn ich regelmäßig jogge?

— Ist es wahrscheinlich, daß es besser wird, wenn ich eine Woche lang das Bett hüte?

---

# Welche Behandlungsmethoden gibt es?

Bei einer eigenen Umfrage hörten wir oft, daß Ärzte sich meist nicht als besonders hilfreich erwiesen, wenn es darum ging, klare Antworten auf die Frage nach einer breiten Palette von Behandlungsmöglichkeiten zu geben. Sie sind oft nicht bereit — oder auch nicht dazu in der Lage —, ergänzende oder alternative Behandlungsmethoden (z.B. Osteopathie, Reflexologie, Alexander-Technik, Chirotherapie, Akupunktur, Yoga, Hypnose oder Homöopathie) zu empfehlen, obgleich die Menschen, die wir befragt haben, diese Methoden oft als sehr hilfreich empfanden. Vielleicht ist das Zögern der Ärzte weniger erstaunlich, wenn man bedenkt, daß sich diese Behandlungsmethoden meist ihrer Kontrolle entziehen; sie wollen keine Verantwortung übernehmen, indem sie eine bestimmte Methode empfehlen.

Damit Sie selbst die Initiative ergreifen und sich über ergänzende und alternative Behandlungsmethoden informieren können, haben wir in unserer Adressenliste am Schluß dieses Buches verschiedene Organisationen aufgeführt, die Ihnen auf Anfrage die Namen von Therapeuten in der Nähe Ihres Wohnorts nennen können. Es ist jedoch empfehlenswert, sich gleichzeitig z.B. bei örtlichen Selbsthilfegruppen zu erkundigen, welche dieser Therapeuten zu empfehlen sind. Lohnend kann außerdem eine Anfrage bei der Krankenkasse sein; viele Kassen sind bereit, für alternative Behandlungen zu zahlen, wenn sie von einem Arzt verordnet werden, andere erstatten auch die Kosten für Besuche beim Heilpraktiker.

# Wie kommt man in eine Schmerzklinik oder Schmerzambulanz?

Normalerweise werden Sie von Ihrem Hausarzt überwiesen. Sie können aber auch direkt bei einer Schmerzklinik oder Schmerzambulanz anrufen und um Rat fragen. Am Schluß dieses Buches finden Sie einige Adressen der wichtigsten Einrichtungen, die sich auf die Behandlung von Schmerzpatienten spezialisiert haben.

# „Kosten und Nutzen" der Behandlung abwägen

Manchmal ist es recht schwierig zu entscheiden, ob man eine bestimmte Behandlung ausprobieren soll oder nicht. Eine hilfreiche Methode der Entscheidungsfindung besteht darin, „Kosten und Nutzen" dieser Behandlung gegeneinander abzuwägen.

Einige Behandlungsmethoden können nämlich recht wirksam sein, dem Schmerzpatienten jedoch hohe „Kosten" aufbürden, und zwar vor allem in Form unerwünschter Nebenwirkungen. Nach sorgfältiger Abwägung aller Faktoren kommen manche Patienten zum Beispiel zu dem Schluß, daß die „Kosten" einer Behandlung mit Schmerztabletten größer sind als der „Nutzen", die Schmerzen kurzfristig loszuwerden. Bei unserer Umfrage stellten wir fest, daß manche medizinischen Behandlungsmethoden zwar als recht wirksam galten, die Patienten mit den Nebenwirkungen jedoch alles andere als glücklich waren.

*Clive war Arbeiter. Er litt seit vielen Jahren unter Rückenschmerzen. Obgleich eine Operation ihm einen großen Teil des ursprünglichen Schmerzes nehmen konnte, war er nicht in der Lage, wieder zu arbeiten, denn er hatte große Schwierigkeiten, sich zu bücken. Er fühlte sich jetzt so behindert, daß er manchmal wünschte, er hätte sich gar nicht erst operieren lassen.*

## Wie steht es mit Nebenwirkungen?

Bei unserer Umfrage stellte sich auch heraus, daß viele Menschen zwar die Erfahrung gemacht hatten, daß Schmerzmittel ihnen tatsächlich helfen konnten, doch sie hatten Schwierigkeiten mit den Nebenwirkungen — z.B. mit der Tatsache, daß viele Schmerzmittel müde machen —, und sie wollten nicht von einem Medikament abhängig sein. Viele hatten Angst vor möglichen langfristigen Nebenwirkungen. Außerdem darf man bei Einnahme bestimmter Medikamente keinen Alkohol trinken, oder man muß eine bestimmte Diät einhalten oder gar zusätzliche Medikamente einnehmen, um die Nebenwirkungen der Schmerzmittel in Grenzen zu halten. So kommt es, daß manche Menschen zwar Schmerzmittel als recht wirksam bezeichnen, trotzdem aber lieber versuchen, selbst starken Schmerz ohne Hilfe von Medikamenten auszuhalten, weil die Nebenwirkungen dieser Medikamente für sie unannehmbar sind.

*Bob stellte fest, daß starke Schmerzmittel ihn für eine gewisse Zeit vom Schmerz befreiten. Leider mußte er jedoch mehr als die verschriebene Dosis einnehmen, um überhaupt eine Wirkung zu spüren. Hinterher fühlte er sich dann tagelang elend und verkatert. Er kam zu dem Schluß, daß die „Kosten" zu hoch waren, wenn man sie mit dem „Nutzen" verglich, die Schmerzen kurzfristig los zu sein und eine Nacht durchzuschlafen.*

## Eigene Entscheidungen treffen

Es liegt allein bei Ihnen zu entscheiden, ob Sie eine bestimmte Behandlung beginnen oder fortführen wollen. Erleichtern Sie sich die Entscheidung, indem Sie „Kosten" und „Nutzen" der Behandlung gegeneinander abwägen. Wenn die Kosten hoch sind, muß auch der Nutzen hoch sein. Wenn die Kosten gering sind (wie bei nichtoperativen Methoden, z.b. einem Nervenstimulator), ist auch ein geringer Nutzen akzeptabel.

Sie ganz allein sind in der Lage, „Kosten" und „Nutzen" wirklich gegeneinander abzuwägen und über ein Behandlungsangebot zu entscheiden. Ärzte messen den „Erfolg" im allgemeinen mit anderen Maßstäben als Sie. Die Beseitigung des Schmerzes ist zwar sehr wichtig, doch sicherlich nicht Ihr einziges Kriterium, besonders wenn es sich um operative Methoden handelt. Sie müssen mit den zusätzlichen „Kosten" oder Nebenwirkungen der Behandlung leben. Und Sie müssen sich einer Behandlung nicht einfach deshalb unterziehen, weil Sie Ihnen empfohlen wird. Wenn Sie Zweifel haben, achten Sie darauf, daß Ihr Arzt Ihnen alle Fragen beantwortet, die nötig sind, um die möglichen „Kosten" der Behandlungsmethode einzuschätzen.

### Weshalb nehme ich Medikamente?

| | Name des Medikaments | Farbe | Welche Wirkung haben sie? | Wann soll ich sie einnehmen? |
|---|---|---|---|---|
| 1 | | | | |
| 2 | | | | |
| 3 | | | | |
| 4 | | | | |
| 5 | | | | |

**Fragebogen für den Arztbesuch**

Diesen oder einen ähnlichen — Ihren Bedürfnissen angepaßten — Fragebogen können Sie mit in die Sprechstunde nehmen, um von Ihrem Arzt klarere Antworten zu erhalten.

Name

Name des Arztes

Praxis/Krankenhaus                    Datum

Was meinen Sie, was mir fehlt?

Was könnten die Ursachen meiner Erkrankung sein?

Meinen Sie, daß die Beschwerden wahrscheinlich besser oder schlechter werden/gleich bleiben?

Wie schnell kann eine solche Veränderung Ihrer Erfahrung nach einsetzen?

Was kann ich tun, um den Schmerz zu lindern (z.B. körperliches Training, Gewichtsabnahme)?

Gibt es bestimmte Aktivitäten, die mir helfen oder schaden könnten?

Welche anderen Behandlungsmethoden könnten bei dieser Art von Erkrankung hilfreich sein?

Was sind die wahrscheinlichen Nebenwirkungen dieser Behandlungsmethoden?

Von welchen Behandlungsmethoden würden Sie mir strikt abraten? Warum?

Welche alternativen Behandlungsmethoden könnten bei dieser Art von Erkrankung nützlich sein?

Könnte der Schmerz schlimmer werden, wenn ich noch ein Kind bekomme/ wieder arbeite/wieder regelmäßig schwimmen gehe?

# 7. Schmerz: einige Rätsel und mögliche Antworten

- Was ist Schmerz?
- Was beeinflußt unsere Wahrnehmung des Schmerzes?
- Die „Gate Control"-Theorie
- Entspannungsübungen
- Bilderleben
- Hypnose
- Biofeedback
- Operative Möglichkeiten

Dieses Kapitel richtet sich an jene, die sich über ihren Schmerz Gedanken machen und etwas mehr über die neuesten Behandlungsmöglichkeiten erfahren möchten. Wer den theoretischen Hintergrund kennt, versteht jedoch auch, warum manchmal die erstaunlichsten Therapien Hilfe bringen — und warum die Selbsthilfe heute als so wichtig gilt.

## Was ist Schmerz?

Grundsätzlich geht man heute nicht mehr davon aus, daß der Schmerz einfach nur eine Botschaft ist, die — ähnlich wie ein Telefonanruf — an das Gehirn übermittelt wird, um ihm mitzuteilen, daß mit dem Körper etwas nicht in Ordnung ist. Schmerz ist etwas sehr viel Komplizierteres. Und obgleich es uns meist wehtut, wenn wir uns verletzen, kann die Schmerzbotschaft an das Gehirn durch die verschiedensten psychologischen Prozesse verändert oder gar abgefangen werden.

## Erfüllt der Schmerz irgendeinen Zweck?

Der Schmerz erfüllt sicherlich dann einen bestimmten Zweck, wenn Sie sich verletzt haben. Er läßt Sie innehalten und leitet Vermeidungsreaktionen ein: Sie ziehen die Hand aus dem Feuer oder heben den Pflasterstein vom Fuß. In diesem Zusammenhang dient der Schmerz dem Überleben.

Doch wenn Sie versuchen, sich ganz genau an die Verletzungen zu erinnern, die Sie in den letzten Jahren erlitten haben, werden Sie feststellen, daß eine Verletzung manchmal sehr wehtun kann, während sie unter anderen Umständen kaum als schmerzhaft empfunden wird. Der Schmerz als solcher ist also immer noch ein großes Rätsel, und bis heute gibt es keine erschöpfende Erklärung dafür, warum wir ihn zu verschiedenen Zeiten unterschiedlich wahrnehmen. Und wenn man auch über die Zeit hinaus, in der normalerweise eine Heilung eintritt, Schmerzen hat, ist es besonders schwierig einzusehen, wieso der Schmerz dem Überleben dienen soll.

Diese Beobachtungen aus dem täglichen Leben bilden die Grundlage für aktuelle Theorien darüber, worum es sich beim Schmerz eigentlich handelt.

## Verschiedene Einflüsse auf die Wahrnehmung des Schmerzes

Über die ungelösten Fragen, die wir nun aufzählen wollen, haben sich zahlreiche Wissenschaftler den Kopf zerbrochen. Es liegt nahe, daß die Forscher nach umfassenden Erklärungen suchen müssen, die auch psychologische Faktoren miteinbeziehen.

- *Phantomschmerz.* Warum empfinden manche Menschen Schmerzen in einem Körperteil, das amputiert wurde? Angenommen, es handelte sich bei dem Schmerz wirklich nur um eine Art Nachrichtensystem innerhalb des Körpers — woher käme dann diese Botschaft, wenn doch der entsprechende Körperteil gar nicht mehr vorhanden ist? Und warum hat der Patient das Gefühl, diesen Körperteil immer noch zu besitzen?
  Diese Beobachtung führt uns zu der Annahme, daß unser Gehirn sogar ein Gefühl hervorbringen kann, das der Wirklichkeit widerspricht: der Betroffene spürt den betroffenen Körperteil, obgleich er ganz genau weiß, daß es amputiert worden ist.

- *Blockade der Schmerzwahrnehmung durch das Gehirn.* Das Gehirn scheint aber auch eine wichtige Rolle bei der Entscheidung zu spielen, ob eine Schmerzbotschaft durchgelassen wird oder nicht, denn es wurde verschiedentlich beobachtet, daß Menschen trotz ernsthafter Verletzung keinen Schmerz empfanden. Zum Beispiel haben viele von Ihnen sicherlich schon einmal gesehen oder davon gehört, daß Fußballspieler, die in der Mitte eines Spiels ernsthaft verletzt wurden, den Schmerz erst spüren, wenn das Spiel vorüber ist. Erstaunt stellen sie dann fest, daß der Schmerz plötzlich unerträglich ist, sie sich womöglich gar einen Knochenbruch zugezogen haben.

Auch dieses Phänomen legt die Schlußfolgerung nahe, daß das Gehirn einen sehr starken Einfluß auf die Schmerzempfindung hat.

— *Individuelle Unterschiede in der Schmerzwahrnehmung.* Woher kommt es, daß zwei Menschen mit der gleichen Verletzung oder Entzündung oft sehr unterschiedlich starke Schmerzen empfinden? Der eine scheint stark zu leiden, während der andere kaum Schmerz wahrzunehmen scheint. Vielleicht haben Sie selbst die Erfahrung gemacht, daß einer Ihrer Verwandten oder Bekannten Schmerzen nur schlecht ertragen kann, während andere eine stoische Einstellung an den Tag legen und gut damit zurechtkommen. Verschiedene Menschen reagieren offenbar sehr unterschiedlich auf den Schmerz.

Diese individuellen Unterschiede sind schwer zu erklären. Wahrscheinlich gehen sie auf körperliche, psychologische und soziale Unterschiede zurück. Da das Nervensystem selbst nicht bei allen Menschen gleich reagiert, könnte es sein, daß auch die Häufigkeit und Intensität von Schmerzbotschaften unterschiedlich ist. Wir wissen aus verschiedenen Untersuchungen, daß Kinder die Reaktion auf Schmerzen von ihren Eltern lernen, daß sie das Verhalten ihrer Eltern kopieren, wenn sie selbst krank werden oder unter Schmerzen leiden. Doch nicht nur die Familie lehrt uns, mit dem Schmerz umzugehen, auch unsere Kultur setzt eine ganz bestimmte Reaktion voraus. Internationale Vergleiche haben gezeigt, daß einige Kulturen von einem Menschen, der unter Schmerzen leidet, lautes Klagen erwarten, während andere davon ausgehen, daß er sich zusammenreißt. Auf ähnliche Weise können auch alltägliche soziale Situationen darauf Einfluß nehmen, wie wir den Schmerz empfinden und wie wir darauf reagieren.

— *Weniger Schmerz bei Ablenkung.* Vielleicht haben Sie auch bemerkt, daß Sie, wenn Sie nur dasitzen und über Ihren Schmerz nachdenken und ihm Ihre ganze Aufmerksamkeit widmen, stärkere Schmerzen haben. Wenn Sie Ihre Gedanken jedoch von den Schmerzen ablenken, nehmen Sie sie auch weniger wahr. Wenn Sie also mit guten Freunden zusammensitzen, erzählen und lachen, lassen Sie sich leichter ablenken und empfinden die Schmerz weniger stark.

Damit wollen wir nicht sagen, daß der Schmerz durch Ablenkung verschwindet, aber es scheint tatsächlich so zu sein, daß er in solchen Situationen in den Hintergrund tritt.

— *Verspannung.* Viele Schmerzpatienten haben berichtet, daß ihre Schmerzen stärker werden, wenn sie verspannt und aufgeregt sind. Andererseits verstärkt der Schmerz auch die Verspannung; es entsteht ein unangenehmer Teufelskreis.

— *Stimmungen.* Wenn Sie sich gehetzt fühlen oder unter Druck stehen, wird Ihr Schmerz wahrscheinlich schlimmer werden. Es ist auch beobachtet worden, daß Menschen, die lange Zeit unter Schmerzen leiden, häufig deprimiert sind. Das ist nicht weiter erstaunlich, da die Betroffenen sich dem Schmerz oft hilflos ausgeliefert fühlen; doch die Forschung zeigt auch, daß die Depressionen nachlassen, wenn man eine Möglichkeit findet, den Schmerz zu lindern. Das legt nahe, daß der Schmerz — zumindest bei einigen Menschen — Depressionen hervorruft. Doch die Depression hat zwei Gesichter: Obgleich sie oft durch den Schmerz hervorgerufen wird, kann sie auch den Schmerz verstärken.

— *Die Bedeutung des Schmerzes für den Einzelnen.* Ein weiterer Hinweis, der von Wissenschaftlern oft zitiert wird, stammt aus einer scharfsinnigen Beobachtung, die schon vor vielen Jahren gemacht wurde.

Soldaten, die im Burenkrieg sehr schlimm verwundet wurden, verlangten nur selten nach Schmerzmitteln. Verglichen mit Zivilisten, die ähnliche Verletzungen hatten, aber nicht im Krieg gekämpft hatten, verlangten die Soldaten sehr viel weniger häufig nach Medikamenten. Da viele die gleiche Art von Verletzung hatten, schien die Bedeutung der Verletzung ausschlaggebend zu sein. Die Soldaten hielten ihren Schmerz für weniger wichtig, denn für sie hatten die Verletzung Vorteile: sie war ihre „Heimfahrkarte", bedeutete die Entlassung aus dem Krieg. Die Zivilisten hingegen hatten wahrscheinlich große Angst und machten sich Sorgen über ihre Zukunft, und da Operationen damals sehr riskant waren, konnten sie in ihrem Schmerz keinerlei Vorteil entdecken.

Alle diese Beispiele illustrieren die zentrale Rolle unserer Gedanken und Gefühle bei der Wahrnehmung unseres Schmerzes. Beide haben großen Einfluß darauf, wie stark wir den Schmerz empfinden und wieviel Aufmerksamkeit wir ihm schenken. Dank ihres Einflußes können wir uns über Schmerzbotschaften hinwegsetzen, sie verstärken oder gar völlig blockieren.

# Kann die „Gate Control"-Theorie diese Rätsel lösen?

Die „Gate Control"-Theorie stellte eine der bedeutendsten neueren Entwicklungen in unserem Verständnis des Schmerzes dar. Bis vor kurzem dachten wir noch, daß wir nur Schmerzen haben, wenn es im Körper irgendeine Verletzung gibt. Je größer die Verletzung, desto größer der Schmerz. Die „Gate Control"-Theorie versucht, die oben genannten, ungeklärten und oft widersprüchlichen Beobachtungen mit einzubeziehen. Es ist eine anerkannte Theorie, die auf der Vorstellung beruht, daß wir eine Art Tor besitzen, das sich öffnen kann, um bestimmte Schmerzbotschaften passieren zu lassen, sich aber auch schließen kann, um sie zu blockieren. Wenn wir zum Beispiel sehr verspannt sind, wird sich das Tor eher öffnen; wenn wir ruhig und entspannt sind, wird es sich eher schließen. Das erklärt auch, warum es uns manchmal wehtut und ein andermal nicht — auch wenn die Ursache die gleiche ist.

Indem wir uns die Vorgänge, die dieses Tor betätigen, es öffnen und schließen, etwas genauer ansehen, können wir eine Vorstellung davon gewinnen, wie wir versuchen können, das Tor häufiger zu schließen. Daraus läßt sich dann ein individuelles Programm entwikkeln, dessen Ziel es ist, den Schmerz zu reduzieren.

### Wodurch wird das Tor geöffnet?

Der Schmerz scheint schlimmer zu werden, wenn folgendes eintritt:

— *Körperliche Krankheit.* Die Größe und der Typ der Krankheit kann die Intensität und die Art des empfundenen Schmerzes bestimmen. Zum Beispiel wird der Schmerz durch eine Gürtelrose anders wahrgenommen als der Schmerz durch eine schlechtverheilte Narbe, denn der Schmerz stammt aus unterschiedlichen Quellen.

- *Passivität.* Sie werden den Schmerz stärker wahrnehmen, wenn Sie weniger unternehmen, denn Aktivität hat eine ablenkende Wirkung. Je passiver Sie sind, desto wahrscheinlicher wird es, daß Sie den Schmerz auch stärker spüren.

- *Depression/Hilflosigkeit.* Menschen, die unter starken Schmerzen leiden, neigen dazu, weniger zu unternehmen und sich vom gesellschaftlichen Leben abzukapseln. Je weniger man unternimmt, desto spärlicher werden jedoch auch die positiven Dinge des Lebens, und es gibt weniger Möglichkeiten, Vergnügen und Spaß zu empfinden. Viele Menschen fühlen sich dem Schmerz ausgeliefert und hilflos, und ihre düstere Stimmung verstärkt den Schmerz.

- *Zorn.* Wir haben viele Menschen kennengelernt, die wütend auf die Mediziner waren. Sie hatten erwartet, geheilt zu werden, und sie sind enttäuscht, weil man sie nicht heilen kann: Sie fühlen sich im Stich gelassen und verspüren großen Zorn. Oft hadern sie aber auch mit ihrer eigenen Behinderung und fragen: „Warum mußte ausgerechnet mir das passieren?" Sie fühlen sich auf ungerechte Weise ausgesondert.

- *Stress/Verspannung.* Verspannung und Schmerz stehen miteinander in einer verhängnisvollen Wechselbeziehung: Der Schmerz ruft Verspannung hervor. Die Verspannung wiederum stößt das Tor auf. Wer verspannt ist, empfindet stärkere Schmerzen.

- *Konzentration auf den Schmerz.* Wenn Sie dem Schmerz größere Aufmerksamkeit schenken, werden Sie ihn auch stärker wahrnehmen. Aufmerksamkeit öffnet das Tor.

- *Angst vor möglichen Ursachen des Schmerzes.* Es ist immer besser, ganz genaue Informationen über die Ursache Ihres Schmerzes einzuholen, als sich insgeheim über die möglichen Ursachen den Kopf zu zerbrechen. Viele Menschen hegen die Angst, unter einer lebensbedrohlichen Krankheit zu leiden. Dies führt zu Verspannung und Ängsten, die dem Schmerz das Tor öffnen.

## Wodurch wird das Tor geschlossen?

Die folgenden Umstände helfen, das Tor zu schließen und den Schmerz zu vermindern:

– *Schmerzmittel* und einige *Antidepressiva* dämpfen die Schmerz-wahrnehmung.

– *Gegenstimulation.* Einige von Ihnen werden bereits Erfahrungen mit einer Behandlung durch Hitze, Kälte oder Massagen gesammelt haben. Eine solche Behandlung kann dazu beitragen, die Wirkung des Schmerzes zu lindern und das Tor auf der Ebene des Rückenmarks zu schließen.

– *Beschäftigung* hindert Sie daran, dem Schmerz allzu viel Aufmerksamkeit zu schenken. Wenn Sie sich mit anderen Dingen beschäftigen und ablenken können, wird Ihnen das dabei helfen, das Tor geschlossen zu halten.

– *Entspannung.* Die Angst zu vermindern und zu lernen, sich zu entspannen, kann helfen, die Schmerzbotschaften, die durch das Tor dringen, zu verringern.

– *Sich realistische Lebensziele setzen* — eine wichtige Voraussetzung dafür, das Beste aus Ihrer Situation zu machen. Hilflosigkeit und Verspannung lassen sich verringern, wenn Sie sich Tag für Tag kleine Ziele setzen, die Sie allein ausführen können und die Sie als lohnend empfinden. Auf diese Weise können Sie auch eine positivere Einstellung zum Leben entwickeln, denn Sie beginnen damit, Ihre Situation selbst in die Hand zu nehmen.

## Schmerz — ein physisches und psychisches Phänomen!

An all diese Faktoren denken wir, wenn wir sagen, daß der Schmerz teilweise psychischer und teilweise körperlicher Natur ist, und daß Sie deshalb Ihren Schmerzes willentlich verringern können. Selbst bei einer so offensichtlich körperlichen Erkrankung wie der Arthritis können Sie die eigene Situation verbessern — Sie werden weniger unter dem Schmerz leiden, wenn Sie entspannt und ausgeglichen sind. Das Tor neigt nämlich in einem solchen Zustand eher zu einer geschlossenen Stellung. Es springt leichter auf, wenn Sie ohne Hoffnung, unzufrieden und ängstlich sind.

Zusammenfassend läßt sich sagen, daß der Schmerz, den wir spüren, von zahlreichen Faktoren beeinflußt wird. Einige dieser Faktoren haben mit Ihrem physischen Zustand zu tun, mit dem Grad der Krankheit, unter der Sie leiden. Andere Faktoren werden durch unsere

Gefühle und Gedanken geprägt, richten sich nach unserer psychischen Verfassung.

**Diese psychischen Faktoren haben wir in diesem Buch besonders hervorgehoben, denn es sind die Faktoren, die Sie verändern und beeinflussen können.**

# Welche Behandlungsmethoden stützen sich auf die psychologische Forschung?

Weil das gesamte in diesem Buch beschriebene Programm auf den Prinzipien der Selbsthilfe beruht, werden wir diese hier nicht noch einmal wiederholen. Statt dessen wollen wir Ihnen einige zusätzliche Informationen geben. Sie werden sehen, daß die vorgestellten Methoden denen, die in diesem Buch benutzt werden, ziemlich ähnlich sind. Wir haben uns darauf konzentriert, Behandlungsmethoden zu beschreiben, von denen Sie wahrscheinlich öfter hören werden oder die Ihnen vielleicht sogar schon angeboten worden sind.

Es sind verschiedene psychologischen Methoden, die sich bei der Behandlung von Schmerzpatienten als hilfreich erwiesen haben.

## Entspannungstherapie

Entspannungsübungen haben sich im Zusammenhang mit Schmerzproblemen besonders bewährt. Die Gründe hierfür haben Sie bereits kennengelernt:

1) Schmerz bedeutet Stress und verursacht Verspannung.

2) Schmerz führt zu unnatürlichen „Schonhaltungen", mit denen der Patient versucht, sich vor weiteren Schmerzen zu schützen.

3) Starke Verspannung führt zu stärkerem Schmerz.

Wie in zahlreichen wissenschaftlichen Studien herausgestellt wurde, eignet sich die Entspannungstherapie als Behandlungsmethode für eine breite Palette von Schmerzproblemen.

– Durch das bewußte Trainieren der Entspannungsübungen lernen Sie die Auswirkungen der Verspannung auf Ihren Schmerz kennen; sie lernen außerdem, verschiedene Arten der Verspannung zu unterscheiden und ihnen vorzubeugen.

- Auf diese Weise unterstützen die Entspannungsübungen das Gefühl, die Situation in den Griff zu bekommen; durch die Verringerung der Verspannung wird auch den Schmerz verringert.
- Entspannungsübungen senken den Blutdruck, lösen die Muskelspannung und erhöhen den Blutfluß zu Fingern und Zehen.

---

*James ist 40 Jahre alt. Seit einem schweren Verkehrsunfall muß er eine Nackenstütze tragen. Er leidet unter steifen Schultern und einem qualvollen Kopfschmerz, der sich wie ein festes Band um seinen Kopf legt.*
*Gezielte Entspannungsübungen halfen ihm dabei, seine „Schonhaltungen" abzulegen; Kopfschmerz und Muskelsteifheit ließen sich dadurch äußerst positiv beeinflussen.*

---

Die Entspannungstherapie beginnt mit Übungen, die denen, die wir in Kapitel 4 beschrieben haben, sehr ähnlich sind. Einige von Ihnen haben vielleicht sogar eine Tonbandkassette bekommen, nach der sie üben können. Es ist immer etwas schwierig, sich neue Fähigkeiten allein anzueignen, und manchen Menschen fällt es schwer, nach einem Buch zu lernen, aber Sie können auf jeden Fall einen Anfang machen. Vielleicht gibt es in Ihrer Gegend Kurse, die Sie besuchen können. Auch ein Kurs in Autogenem Training, wie er heutzutage in fast allen Volkshochschulen angeboten wird, dürfte geeignet sein, Ihre eigenen Bemühungen zu unterstützen.

## Katathymes Bilderleben

Weil Schmerzpatienten immer wieder berichtet haben, daß sie den Schmerz weniger stark wahrnehmen, wenn sie sich ablenken und dem Schmerz ihre Aufmerksamkeit entziehen, haben die Psychologen Methoden entwickelt, die den Patienten dabei helfen sollen, ihre Aufmerksamkeit umzulenken oder die konkrete Situation anders zu interpretieren.

---

*Gwen hatte zeitlebens Probleme mit ihren Beinen. Nach der Pensionierung ließ sie schließlich die Krampfadern operieren. Die Heilung ging nur langsam vonstatten und hinterließ eine schmerzhafte Narbe. Auch nach einer zweiten Operation, in der eventuelle Verwachsungen aus dem Narbengewebe entfernt werden sollte, blieben die Schmerzen bestehen.*
*Gwen litt unter zweierlei Arten von Schmerz: Sie spürte einen dumpfen Schmerz, der nie nachließ, und einen stechenden Schmerz,*

*der gelegentlich, und zwar ohne jede Vorwarnung, hinzukam. Durch sorgfältige Selbstbeobachtung stellte sie fest, daß der dumpfe Schmerz bei Verspannung schlimmer wurde. Der stechende Schmerz schien jedoch gar nicht beeinflußbar zu sein.*

*Weil der stechende Schmerz so entsetzlich stark war und sie nichts dagegen unternehmen konnte, kamen wir gemeinsam auf die Idee, den Schmerz mit Hilfe ihres Vorstellungsvermögens umzuinterpretieren und damit weniger beängstigend erscheinen zu lassen. Gwen beherrschte ihre Entspannungsübungen nach einer Weile ausgezeichnet, und sie entwickelte großes Geschick darin, den plötzlich einsetzenden Schmerz als schweren, massageähnlichen Druck zu empfinden. Dies nahm dem Schmerz, wie sie berichtete, einiges von seinem Schrecken, vor allem weil sie nun das Gefühl hatte, die Situation stärker unter Kontrolle zu haben.*

Eine andere Möglichkeit hätte in dem Versuch bestanden, ihre Aufmerksamkeit vom Ort des Schmerzes abzulenken oder sich vor ihrem geistigen Auge eine angenehme Szene auszumalen (z.B. auf einer Sommerwiese, an einem Flußufer, am Strand, in einem hellen, freundlichen Zimmer) und sich selbst gedanklich dorthin zu versetzen. Auf diese Weise hätte sie sich aus der Gegenwart herauslösen und in einen neugeschaffenen, schmerzfreien Raum hinübergleiten können.

Es ist jedoch die von Gwen benutzte Methode der Neuinterpretation, die am besten zu funktionieren scheint. Sie können alle Methoden selbst ausprobieren, doch ist es in vielen Fällen einfacher und wirkungsvoller, gemeinsam mit einem Therapeuten eine individuelle Methode für Sie zu entwickeln.

## Hypnose

Die Hypnose ist ein wertvolles Hilfsmittel im Umgang mit dem Schmerz, bedarf jedoch der fachmännischen Anwendung. Einmal in einen tranceartigen Zustand versetzt, zeigen Menschen eine erstaunliche Kontrolle über den eigenen Schmerz.

Manche Patienten, die unter Phantomschmerz leiden, können z.B. unter Hypnose das schmerzende Gefühl im Stumpf am Phantombein herunterschieben und am Ende herausgleiten lassen.

Den Schmerz im Körper wandern zu lassen und auf diese Weise einen neuen, kontrollierbaren Schmerz in einem anderen Körperteil zu schaffen, kann die Aufmerksamkeit vom Ort des Schmerzes ablenken.

80

*Ein Mann, der zu uns kam, hatte sich bei einem Arbeitsunfall eine Armverletzung zugezogen. Er hatte einige originelle Möglichkeiten entwickelt, mit dem Schmerz im Arm umzugehen, hatte jedoch Schwierigkeiten, einen quälenden Schmerz im Daumen loszuwerden, der ihn gelegentlich nachts nicht schlafen ließ und sich bei kaltem Wetter noch verschlimmerte.*

*Der Patient war geübt in Selbst-Hypnose, die er zu Hause ausführte. Seine Methode bestand darin, in seinem gesunden, rechten Arm einen neuen Schmerz zu schaffen. Er stellte sich vor, mit seiner gesunden Hand das Geländer einer Treppe zu umfassen, und zwar so fest, daß es wehtat. Dieses neue Gefühl erforderte nun seine gesamte Aufmerksamkeit. Der ursprüngliche Schmerz war stark verringert, und außerdem hatte er das Gefühl, Herr der Lage zu sein.*

So hilfreich die Hypnose im Einzelfall sein kann — bei der Wahl eines Hypnotiseurs ist es auf jeden Fall ratsam, persönliche Erkundigungen darüber einzuziehen, ob der oder die Betreffende auch wirklich seriös ist und bereits erfolgreich mit Schmerzpatienten gearbeitet hat.

## Biofeedback

Vielleicht haben Sie schon einmal Biofeedback-Geräte gesehen, wie sie heutzutage auch in populären Zeitschriften und Versandhauskatalogen angeboten werden. Die kleinen elektronischen Geräte, deren Elektroden auf die Haut aufgelegt werden, sollen Ihnen beim Entspannen helfen. Sie messen zumeist Muskelspannung, Schweißabsonderung, Pulsschlag oder Temperatur — also verschiedene Anzeichen körperlicher Verspannung. Wenn man eine dieser Funktionen unter Kontrolle bringt, verringert sich auch insgesamt der Grad der Verspannung.

Die Geräte sind so konstruiert, daß sie ein ganz spezielles Anzeichen der Verspannung messen. Wenn Sie die Elektroden in Körperkontakt bringen, beginnt das Gerät zu arbeiten und elektronisch die Reaktion ihres Körpers zu messen. Sie sehen dann einen Zeiger auf einer Skala oder hören einen bestimmten Ton, der mit den sich verändernden Botschaften ihres Körpers höher oder tiefer wird. Das Gerät gibt Ihnen Rückmeldung („Feedback") darüber, wie gründlich Sie sich entspannen. In mehreren Übungsstunden werden Sie lernen, die Anzeichen der Verspannung langsam zu reduzieren, indem es Ihnen gelingt, z.B. bei einem tiefen Ton zu bleiben oder den Zeiger am unteren Ende der Skala festzuhalten.

Am erfolgreichsten läßt sich die Methode des Biofeedbacks dann einsetzen, wenn Sie damit üben, genau die Anzeichen von Verspannung unter Kontrolle zu bekommen, die eine Ursache Ihres Schmerzes bilden. So ist es z.b. beim Spannungskopfschmerz sinnvoll, die Muskelanspannung zu reduzieren. Vielleicht leiden Sie aber auch unter der Raynaudschen Krankheit (einer Durchblutungsstörung, von der besonders Finger und Zehen betroffen sind); in diesem Fall sollten Sie üben, die Temperatur in Ihren Extremitäten auf einer gleichmäßigen, höheren Ebene zu halten.

Biofeedback ist besonders hilfreich bei Phantomschmerz, Kieferschmerz, Spannungskopfschmerz und Raynaudscher Krankheit.

## Operante Techniken

Operante Techniken beruhen auf der lerntheoretischen These, daß ein Verhalten, das belohnt wird, öfter vorkommen wird. Stationäre operante Behandlungen sind in den USA recht beliebt, um vor allem solchen Menschen zu helfen, die in ihrem Leben passiv geworden sind. Sie werden in ein strenges, stark reglementiertes System eingegliedert, das sie dazu ermutigt, allmählich ein aktiveres Leben aufzubauen. Diese langfristigen Ziele werden in kleine Schritte unterteilt, und jede noch so kleine Leistung wird durch Belohnung unterstützt.

Diese intensiven stationären Behandlungen werden auch als Gegenmaßnahme gegen die wachsende Arzneimittelabhängigkeit verstanden, die unter amerikanischen Schmerzpatienten besonders stark verbreitet ist. Nach unserer Meinung sind solche Programme nur für zwei Gruppen von Schmerzpatienten sinnvoll: für diejenigen, denen die Willenskraft fehlt, ein Selbsthilfe- Programm wie das in diesem Buch beschriebene anzugehen; und für diejenigen, die von ihren Familien in der passiven Behindertenrolle bestätigt werden.

Wir hoffen, dieses Kapitel hat einige grundsätzliche Fragen über Ursachen, Wirkungen und Behandlungsmöglichkeiten von Schmerzzuständen beantworten können. Wenn Sie mehr über konkrete Behandlungsangebote erfahren wollen, wenden Sie sich — je nach Interessenlage — an eine der in der Adressenliste aufgeführten Institutionen und Organisationen.

# Adressenliste

## 1. Schmerzkliniken und Schmerzambulanzen

Klinikum Niederlausitz GmbH
Klinikbereich Senftenberg
Abt. Anästhesie/Intensiv/Schmerz
Krankenhausstr. 10
D-01968 Senftenberg
Tel. 03573/750

Klinikum Niederlausitz GmbH
Klinikbereich Lauchhammer
Abt. Anästhesie/Intensiv/Schmerz
Friedensstr. 18
D-01979 Lauchhammer
Tel. 03574/8520

Klinikum Niederlausitz GmbH
Klinikbereich Klettwitz
Abt. Anästhesie/Intensiv/Schmerz
Krankenhausstr. 2
D-01998 Klettwitz
Tel. 035754/780

UKBF Anästhesie
Klinik für Anästhesiologie und operative
Intensivmedizin
Klinikum Benjamin Franklin der Freien
Universität Berlin
Hindenburgdamm 30-D
D-12200 Berlin
Tel. 030/8445–2971

Medizinische Fakultät
der Humboldt-Universität zu Berlin
Universitätsklinik für Anästhesiologie
und operative Intensivmedizin
Campus Charité
Schumannstr. 20–21
D-1117 Berlin
Tel. 030/28020

Evangelisches Krankenhaus
Ludwigsfelde-Teltow GmbH
Abt. Schmerztherapie
Albert-Schweitzer-Str. 40

D-14974 Ludwigsfelde
Tel. 03378/828–0

Evang.-Freikirchl. Krankenhaus
Abt. Schmerztherapie
Seebad 82/83
D-15562 Rüdersdorf
Tel. 033683/830

Schmerzambulanz
Ernst-Moritz-Arndt-Universität
Sauerbruchstrasse
D-17487 Greifswald
Tel. 0171/014480

Marienkrankenhaus
Abt. Anästhesie und Schmerztherapie
Alfredstr. 9
D-22087 Hamburg
Tel. 040/2546–0

Krankenhaus Rissen
der DRK-Schwesternschaft GmbH
Abt. Psychosomatik/Schmerztherapie
Suurheid 20
D-22559 Hamburg
Tel. 040/8191–0

Asklepios Klinik
Am Hochkamp 21
D-23611 Bad Schwartau
Tel. 0451/2007–0

Schmerzambulanz der Klinik für
Anästhesiologie
der Universität Kiel
Brunswiker Str. 10
24105 Kiel
Tel. 0431/5972982

Schmerzklinik Kiel
Heikendorfer Weg 9–27
D-24149 Kiel
Tel. 0431/200990

DRK-Nordsee-Reha-Klinik
Goldene Schlüssel
Abt. Schmerztherapie
Im Bad 102
D-25826 St. Peter Ording
Tel. 04863/702–0

Städt. Kliniken
Abt. Anästhesie und Intensivmedizin
Dr.-Eden-Str. 10
D-26133 Oldenburg
Tel. 0441/403–0

St. Willehad-Hospital
Abt. Anästhesie und Intensivpflege
Ansgaristr. 12
D-26382 Wilhelmshaven
Tel. 0442/208–0

Reinhard-Nieter-Krankenhaus
Abt. Anästhesie und
Intensivmedizin-operativ
Friedrich-Paffrath-Str. 100
D-26389 Wilhelmshaven
Tel. 04421/89–0

Friesland-Kliniken
Krankenhaus Sophienstift
Abt. Anästhesie/Schmerztherapie
Hauptstr.
D-26452 Sande
Tel. 04422/800

St. Joseph-Hospital
Abt. Schmerzambulanz
Wiener Str. 1
D-27568 Bremerhaven
Tel. 0471/4805–425

Rotes Kreuz Krankenhaus
Abt. Anästhesie und Intensivmedizin
St.-Pauli-Deich 24
D-28199 Bremen
Tel. 0421/5599–0

Zentralkrankenhaus Bremen-Ost
Abt. Anästhesie und Intensivmedizin
Züricher Str. 40
D-28325 Bremen
Tel. 0421/408–1217

Kliniken der Medizinischen Hochschule
Zentrum für Anästhesiologie
Abt. Anästhesie II/Schmerztherapie

Carl-Neuberg-Str. 1
D-30625 Hannover
Tel. 0511/5312

Abteilung für Schmerztherapie
und Anästhesiologie
Krankenhaus Oststadt
Podbielskistr. 380
D-30659 Hannover
Tel. 0511/532–1

Städt. Krankenhaus
Hildesheim GmbH
Abt. Anästhesie und Intensiv
Weinberg 1
D-31134 Hildesheim
Tel. 05121/89–0

Mathilden-Hospital
Abt. Anästhesie und Intensivpflege
Renntormauer 1
D-32052 Herford
Tel. 05221/593–0

Brunnen-Klinik
Abt. Chronische Schmerzkrankheiten
Blomberger Str. 9
D-32805 Horn-Bad Meinberg
Tel. 05234/906–0

Krankenanstalten Gilead
Abt. Schmerzambulanz
Kantensiek 19
D-33617 Bielefeld
Tel. 0521/144–2272

Klinikum Justus-Liebig UNI-Q
Zentr. Chirurg. Anästh. und Urologie
Abt. Schmerztherapie
Rudolf-Buchheim-Str. 7
D-35392 Gießen
Tel. 0641/990

Schmerzambulanz
Neurologische Klinik mit Poliklinik
Rudolf-Bultmann-Str. 8
D-35039 Marburg
Tel. 06421/285231

Herz- und Kreislaufzentrum
Abt. Schmerztherapie
Panoramastr. 100
D-36199 Rotenburg
Tel. 06623/88–0

84

Schmerzambulanz
Universitätsklinik
Robert-Koch-Str. 40
D-37075 Göttingen
Tel. 0551/39–0

Albert-Schweitzer-Krankenhaus
Abt. Anästhesie und Intensivpflege-operativ
Sturmbäume 8–10
D-37154 Northeim
Tel. 05551/97–0

Städt. Krankenhaus
Salzgitter-Bad
Abt. Anästhesie und Schmerztherapie
Paracelsusstr. 1–9
D-38259 Salzgitter
Tel. 05341/8354

Schmerzambulanz der Universitätsklinik
für Anästhesiologie und Intensivtherapie
Magdeburg
Leipziger Str. 44
D-39120 Magdeburg
Tel. 0391/6713350

Evang. Krankenhaus
Klinik für Anästhesiologie und
Intensivpflege operativ
Kirchfeldstr.
D-40217 Düsseldorf
Tel. 0211/919–0

St. Vinzenz-Krankenhaus
Schmerzklinik
Schloßstr. 85
D-40477 Düsseldorf
Tel. 0211/95801

Diakoniewerk Kaiserswerth
Abt. Anästhesie und Schmerztherapie
Kreuzbergstr. 79
D-40489 Düsseldorf
Tel.: 0211/409–0

St. Elisabeth-Hospital
Meerbusch-Lank GmbH
Abt. Schmerztherapie
Hauptstr. 74–76
D-40668 Meerbusch
Tel. 02150/9170

Städtische Klinikum Solingen
Klinik für Anästhesiologie und operative

Intensivmedizin
Gotenstr. 1
D-42653 Solingen
Tel. 0212/5472600

Zentrum für Schmerztherapie
St.-Marien-Hospital Lünen
Altstadtstr. 23
D-44534 Lünen
Tel. 02306/77–0

BG Kliniken Bergmannsheil Bochum –
Universitätsklinik
Klinik für Anasthesiologie, Intensiv- und
Schmerztherapie
Bürkle-de-la-Camp-Platz 1
D-44789 Bochum
Tel. 0234/3026825

Alfried Krupp Krankenhaus
Abt. Anästhesie und Schmerztherapie
Alfried-Krupp-Str. 21
D-45131 Essen
Tel. 0201/434–1

Klinik Blankenstein
Abt. Anästhesie/Schmerztherapie
Im Vogelsang 5–11
D-45527 Hattingen
Tel. 02324/396–0

Elisabeth-Krankenhaus Recklinghausen
Röntgenstr. 10
D-45661 Recklinghausen
Tel. 02361/6010

St. Josef-Hospital
Abt. Anästhesie und Intensivpflege-operativ
Rudolf-Bertram-Platz 1
D-45899 Gelsenkirchen
Tel. 0209/504–0

Sankt Marien-Hospital Buer
Abt. Anästhesie und Intensivpflege-operativ
Mühlenstr. 5–9
D-45894 Gelsenkirchen
Tel. 0209/364–0

Marienhospital
Abt. Anästhesie und Schmerztherapie
Virchowstr. 122
D-45886 Gelsenkirchen
Tel. 0209172–1

85

St. Josef-Hospital
Abt. Anästhesie und Intensivpflege-operativ
Mülheimer Str. 83
D-46045 Oberhausen
Tel. 0208/837–0

Klinikum Kalkweg
Institut für Anästhesiologie und
Intensivmedizin
Zu den Rehwiesen 7–9
D-47055 Duisburg
Tel. 0203/733–2000

Kreiskrankenhaus
Abt. Anästhesie und Intensivpflege-operativ
Albert-Schweitzer-Str. 10
D-48527 Nordhorn
Tel. 05921/84–0

Maria-Hilf-Krankenhaus
Abt. Anästhesie und Intensivmedizin
Klosterstr. 2
D-50126 Bergheim
Tel. 02271/87–0

Schmerzambulanz der Universitätsklinik
Köln
Josef-Stelzmann-Str. 9
D-50924 Köln
Tel. 0221/4784884

Marienhospital Aachen
Abt. Anästhesie und Intensivpflege
Zeise 4
D-52066 Aachen
Tel. 0241/60060

Paulus-Privatklinik GmbH & Co KG
Abt. Anästhesie/Schmerztherapie
Arnoldsweilerstr. 21–23
D-52351 Düren
Tel. 02421/28030

Herz-Jesu-Krankenhaus
Abt. Anästhesie und Schmerztherapie
Friedrich-Wilhelm-Str. 29
D-54290 Trier
Tel. 0651/946–0

DRK-Schmerzzentrum
Auf der Steig 14–16
D-55131 Mainz
Tel. 06131/988–0

Städt. Krankenanstalten Idar-Oberstein
GmbH
Abt. Schmerztherapie
Dr.-Ottmar-Kohler-Str. 2
D-55743 Idar-Oberstein
Tel. 06781/66–0

Gemeinschaftskrankenhaus Herdecke
Abt. Anästhesie/Schmerztherapie
Beckweg 4
D-58313 Herdecke
Tel. 02330/62–0

Krankenhaus für Sportverletzte
Abt. Schmerztherapie
Paulmannshöher Str. 17
D-58515 Lüdenscheid
Tel. 02351/945–0

Marienhospital Letmathe
Abt. Anästhesie und Intensivmedizin
Hagener Str. 21
D-58642 Iserlohn
Tel. 02374/54–0

Kreiskrankenhaus Werdohl
Abt. Anästhesie und Intensivmedizin
Schulstr. 25
D-58791 Werdohl
Tel. 02392/57–0

Hospital zum Heiligen Geist
Abt. Anästhesie und Intensivpflege
Bachstr. 76
D-59590 Geseke
Tel. 02942/590–0

Städt. Krankenhaus Marienhospital
Abt. Anästhesie und Intensiv
Nordring 37–41
D-59821 Arnsberg
Tel. 02931/8700

Krankenhaus Nordwest
Institut für Anästhesie und Schmerztherapie
Steinbacher Hohl 2–26
D-60488 Frankfurt
Tel. 069/601–1

Zentrum für Neurologie und Neurochirurgie
Universitätsklinik
Schleusenweg 2–16
D-60528 Frankfurt
Tel. 069/6301–5939

Klinikum Darmstadt
Institut für Anästhesiologie,
operative Intensivmedinzin
und Schmerztherapie
Schmerzambulanz
Gartenstr. 9
D-64283 Darmstadt
Tel. 06151/107–6276

Klinik am Sonnenberg GmbH
Abt. Anästhesie/Schmerztherapie
Leibnizstr. 19
D-65191 Wiesbaden
Tel. 0611/18580

Caritasklinik St. Theresia
Abt. Schmerzklinik
Rheinstr. 2
D-66113 Saarbrücken
Tel. 0681/406–2803

Saarbrücker Winterbergkliniken
Klinik für Anästhesie und operative
Intensivmedizin
D-66119 Saarbrücken
Tel. 0681/963–2648

Evang. Krankenhaus
Abt. Anästhesie/Schmerztherapie
Obere Himmelsbergstr. 38
D-66482 Zweibrücken
Tel. 06332/42–0

Vita Natura Klinik
Abt. Schmerztherapie
Altschloßstr. 1
D-66957 Eppenbrunn
Tel. 06335/9211–00

Krankenhaus der Evang.
Diakonissenanstalt Speyer
Abt. Anästhesie
Hilgardstr. 26
D-67346 Speyer
Tel. 06232/22–0

Schmerzambulanz – Institut für
Anästhesiologie
und operative Intensivmedizin der
Universität
Im Neuenheimer Feld 110
D-69120 Heidelberg
Tel. 06221/56–6350

ATOS-Praxisklinik GmbH
Abt. Schmerztherapie
Bismarckstr. 9
D-69115 Heidelberg
Tel. 06221/983–0

Diakonissen-Krankenhaus Stuttgart
Institut für Anästhesiologie und
Intensivmedizin
Rosenbergstr. 38
D-70176 Stuttgart
Tel. 0711/9912201

Kräherwaldklinik
Schmerzzentrum Stuttgart
Lenzhalde 91
D-70192 Stuttgart
Tel. 0711/290182

Schmerzambulanz
Klinik am Eichert
Eichertstr.
D-73035 Göppingen
Tel. 07161/64–0

Ambulantes Operationszentrum Heilbronn
Abt. Anästhesie/Schmerzambulanz
Allee 38
D-74072 Heilbronn
Tel. 07131/7868–0

Kreiskrankenhaus
Abt. Schmerztherapie
Alte Waibstadter Str. 2
D-74889 Sinsheim
Tel. 07261/66–0

Schmerzambulanz
Städtisches Klinikum Karlsruhe
Moltkestr. 14
D-76133 Karlsruhe
Tel. 00721/974–1642

Klinikum Offenburg
Abt. Anästhesie
Ebertplatz 12
D-77654 Offenburg
Tel. 0781/4720

Kliniken Dr. Wagner GmbH
Abt. Schmerztherapie
Am Werth 15–19
D-77887 Sasbachwalden
Tel. 07841/643–0

Schwarzwald Höhenklinik
Europäische Schmerzklinik
Sebastian-Kneipp-Str. 5
D-79862 Höchenschwand
Tel. 07672/488–0

Luisen-Klinik
Abt. Schmerztherapie
Luisenstr.56
D-78073 Dürrheim
Tel. 07726/6684

Hegau-Klinikum GmbH
Abt. Anästhesie und Schmerzambulanz
Virchowstr. 10
D-78224 Singen
Tel. 07731/89–0

Kliniken Konstanz
Abt. Anästhesie II –
Schmerzbehandlung
Luisenstr. 67
D-78464 Konstanz
Tel. 07531/801–0

Reha-Klinik Lazariterhof
Abt. Schmerztherapie
Herbert-Hellmann-Allee 38
D-79189 Bad Krozingen
Tel. 07633/93–53

Klinikum Großhadern
Klinik für physikalische Medizin
Abt. Schmerzambulanz
Marchioninistr. 15
D-81377 München
Tel. 089/7095–1

Städt. Krankenhaus Neuperlach
Oskar-Maria-Graf-Ring 51
D-81737 München
Tel. 089/6794–1

Schmerzzentrum Tutzing
Bahnhofstr. 5
D-82327 Tutzing
Tel. 08158/999466

Onkologische Ambulanz
Abt. Schmerztherapie
Kaltenbrunn
D-83703 Gmund
Tel. 08022/76262

Universitäts-Klinikum Ulm
UNI-Klinik für Anästhesiologie
Abt. Schmerztherapie
Steinhövelstr. 9
D-89075 Ulm
Tel. 0731/502–7900

EURO-MED-CLINIC
Abt. Anästhesie und Intensivmedizin
Europaallee 1
D-90763 Fürth
Tel. 0911/9714–541

Arkau-Klinik
Arkaustrasse
D-97980 Bad Mergentheim
Tel. 07931/5450

Schmerztherapiezentrum
Schönbornstr. 10
D-97980 Bad Mergentheim
Tel. 07931/5493–514

Henneberg-Kliniken gGmbH
Abt. Schmerztherapie
Eisfelder Str. 3
D-98553 Schleusingen
Tel. 04621/25–0

Neurochirurgische Universitätsklinik
Währinger Gürtel 18
A-1000 Wien
Tel. 0222/40400–2565

Neurologische Universitätsklinik
Lazarettgasse 14
A-1000 Wien
Tel. 0222/40400–3117

Schmerzklinik Kirschgarten
Dr. med. G. Kaganas & Partner
Hirschgässlein 30
CH-4051 Basel
Tel. 061/238989

# 2. Verbände und Organisationen

Bei den folgenden Organisationen können Sie Informationen über konkrete (auch alternative) Behandlungsmethoden und Adressen von Therapeuten und Beratungsstellen in Ihrer Nähe bekommen:

Stiftung Kopfschmerz
Metzer Str. 10
D-10405 Berlin

Deutsche Schmerzhilfe e. V.
Woldsenweg 3
D-20248 Hamburg

KIBIS
Kontakt- und Informationsstelle
im Selbsthilfebereich
Lerchenstr. 22
D-24103 Kiel

Arbeitsgemeinschaft für klassische
Akupunktur und traditionelle chinesische
Medizin e. V.
Badallee 2
D-25832 Tönning

Hilfe für medikamentenabhängige
Schmerzkranke (HIMS) e. V.
Hermann-Frese-Str. 17
D-28355 Bremen

Berufsverband Deutscher Psychologinnen
und Psychologen (BDP)
Bundesgeschäftsstelle
Heilsbachstr. 22
D-53123 Bonn

BDH – Bund Deutscher Heilpraktiker
Heilsbachstr. 30
D-53123 Bonn

Deutsche Schmerzliga e. V.
Roßmarkt 23
D-60311 Frankfurt

Gesellschaft für Neurotherapie
Niederräder Landstr 58
D-60528 Frankfurt

Fachverband Schmerz
Arbeitsgemeinschaft der algesiologischen
Organisation
Hainstr. 2
D-61476 Kronberg/Ts.

Gesellschaft der Ärzte für
Erfahrungsheilkunde e. V.
(Pflanzenheilkunde, Chirotherapie)
Fritz-Erey-Str. 21
D-69121 Heidelberg

Deutscher Zentralverein homöopathischer
Ärzte e. V.
Bahnhofsplatz 8
D-76137 Karlsruhe

Verband der Beschäftigungs- und
Arbeitstherapeuten (Ergotherapeuten) eV.
Postfach 2208
D-76307 Karlsbad

Gesellschaft für Neuraltherapie
Zweigstr. 2
D-80336 Grünwald bei München

Deutsche Akademie für Akupunktur und
Aurikulomedizin
Conollystr. 26
D-80809 München

Ludwig-Boltzmann-Institut für Akupunktur
Allgemeine Poliklinik Wien
Mariannengasse 10
A-1090 Wien 9

Berufsverband Österreichischer
Psychologen (B.Ö.P.)
Hietzinger Hauptstr. 152–154/2/3
A-1130 Wien

Sekretariat der Schweizerischen
Gesellschaft für Neurologie
PD Dr. A. Steck
CHUV
CH-1011 Lausanne

Schweizerische Vereinigung für
Elektroenzephalographie und
Klinische Neurophysiologie
Prof. Dr. P. A. Despland
CHUV Av. du Bugnon
CH-1011 Lausanne ·

Föderation der Schweizer Psychologen (FSP)  
Cäcilienstraße 26  
CH-3000 Bern 14

Schweizerische Rheumaliga  
Renggerstrasse 71  
CH-8038 Zürich

## 3. Selbsthilfe Körperbehinderter

Bei diesen Verbänden können Sie die Adresse einer Selbsthilfegruppe in Ihrer Nähe erfragen:

Bundesverband Selbsthilfe  
Körperbehinderter e. V.  
Altkrautheimerstr. 17  
D-74238 Krautheim

Schweizerische Arbeitsgemeinschaft  
für Körperbehinderte  
Postfach 129  
CH-8032 Zürich  
Tel. 01/2510531

ASIO – Arbeitsgemeinschaft  
Schweizerischer Kranken- und  
Invaliden-Selbsthilfeorganisationen  
Effingerstr. 55  
CH-3008 Bern  
Tel. 031/25 65 57

# Register

und Ablenkung 73
und Depression 9, 27, 49, 74, 76
und Hilflosigkeit 5
und Isolation 9, 49, 76
unterschiedliche Stärken im
Tagesverlauf 15
Schmerztagebuch 18
Schonhaltungen 23, 33
Streß und Verspannung 31

Unabhängigkeit und Schmerz 7
Unterstützung durch die Familie 6

Verspannung
körperliche 22
Ursachen von 22
Abbau von 32

Anzeichen für 44
bewußte Wahrnehmung 27, 32
körperliche 29
psychische 25
selbstauferlegte 26
und Streß 31
Wechselbeziehung zum
Schmerz 21
Verspannungs- und Schmerztagebuch 28

Wunderheilung
Wunsch nach 7, 49

Yoga 66

Ziele der Veränderung 54

# Anzeigen

Bernhard Baud

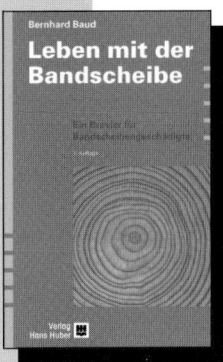

# Leben mit der Bandscheibe

**Ein Brevier für Bandscheibengeschädigte**

7., unveränd. Aufl. 2002. 160 S., zahlreiche Abb., Kt
€ 14.95 / CHF 26.80 (ISBN 3-456-83688-0)

Wer leidet nicht an seinen Bandscheiben? Hier finden alle Bandscheibengeschädigten die Informationen über die Ursachen ihrer Krankheit, über Behandlungsmöglichkeiten und Maßnahmen, um einen Rückfall zu verhüten.

**Schritt für Schritt zu einem verständigen Umgang mit Bandscheibenproblemen.**

A. Weintraub

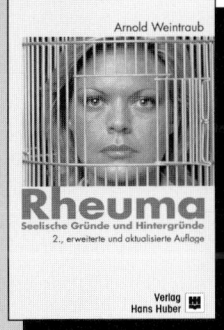

# Rheuma

**Seelische Gründe und Hintergründe**

2., überarb. Aufl. 1998. 101 S., Kt € 15.95 / CHF 28.00
(ISBN 3-456-82971-X)

Die rheumatischen Erkrankungen werden im Zusammenhang mit seelischen Vorgängen kompetent und leicht verständlich dargestellt.

 **Verlag Hans Huber** http://Verlag.HansHuber.com
**Bern Göttingen Toronto Seattle**

Oskar Mittag

# Mach' ich mich krank?

### Lebensstil und Gesundheit

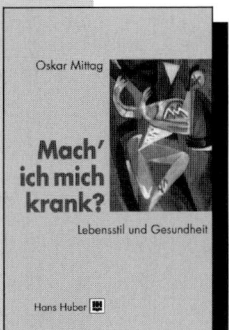

1996. 152 S., Kt € 12.95 / CHF 22.30
(ISBN 3-456-82799-7)

Eine leicht verständliche, an vielen Beispielen illustrierte Übersicht über die Geschichte und die Ergebnisse der Gesundheitswissenschaften. Das Buch bietet eine Fülle ganz konkreter Anregungen zur Veränderung des persönlichen Lebensstils – mit dem Ziel der Förderung der Gesundheit und des Wohlbefindens.

Daniel Fontana

# Mit dem Stress leben

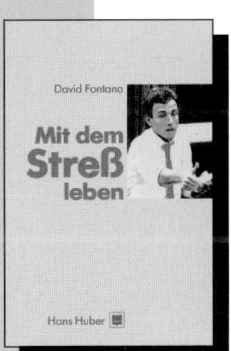

Aus dem Englischen von Emily Achermann. Nachdruck 1997 der 1. Aufl. 1991. 147 S., Kt € 15.95 / CHF 26.80 (ISBN 3-456-81947-1)

Wer unter zu viel (oder zu wenig) Stress steht, klagt nicht selten über Konzentrationsschwäche, Rückenschmerzen und Schlaflosigkeit oder leidet unter depressiven Stimmungen. Doch Stress ist kein «Schicksal»: Man kann ihn durchaus regulieren lernen. Der Autor hat reiche Erfahrung bei der Vermittlung von Stressbewältigungstechniken.

**Verlag Hans Huber**
**Bern Göttingen Toronto Seattle**

http://Verlag.HansHuber.com